MANUALES
DE LA SALUD

insomnio
y otros trastornos
del sueño

**Causas • Manifestaciones • Evolución
Diagnóstico • Tratamiento • Prevención**

MANUALES
DE LA SALUD

insomnio
y otros trastornos
del sueño

Edgar D. Osuna Suárez, M.D.
PROFESOR TITULAR,
UNIVERSIDAD NACIONAL DE COLOMBIA

Carlos Florido Caicedo, M.D.
PROFESOR ASOCIADO,
UNIVERSIDAD NACIONAL DE COLOMBIA

intermedio

© 2005, Carlos Florido Caicedo
© 2005, Intermedio Editores, una división de
Círculo de Lectores S.A.

Director editorial
Alberto Ramírez Santos

Editor
Leonardo Archila R.

Diseño
Adriana Amaya Grimaldos

Diagramación
Claudia Milena Vargas López

Diseño de carátula
Diego Martínez C.

Ilustraciones
Juan Manuel Ramírez

Producción
Ricardo Iván Zuluaga C.

Licencia de Intermedio Editores Ltda.
para Círculo de Lectores S.A.
Calle 67 Nº 7-35 Piso 5º
Bogotá, Colombia
gerencia@intermedioeditores.com.co

Impresión y encuadernación:
Printer Colombiana S.A.

ISBN: 958-709-275-9
A B C D E F G H I J

Impreso en Colombia - Printed in Colombia

CONTENIDO

Introducción

Dormir es una necesidad fisiológica no solo de los seres humanos, en quienes es evidente, sino también de todos los vertebrados. Es algo tan importante como ingerir alimentos. Tiene que ver con el descanso. Al dormir, se descansa; por tal motivo se habla, por ejemplo, de sueño reparador, haciendo referencia al reposo y a la recuperación de que son objeto los individuos que duermen.

Aunque con frecuencia estén muy relacionados, una cosa es dormir y otra, diferente, soñar. Dormir hace referencia a ese acto de descanso ya mencionado, mientras que soñar alude a la capacidad de recrear o de "percibir" escenas, historias o situaciones mientras se duerme. A la capacidad de soñar o ensoñar se le ha llamado onirismo o actividad onírica.

No todos los que duermen, sueñan; aunque en muchas ocasiones sí se sueña pero esos contenidos no se recuerdan cuando se vuelve al estado de vigilia. En otras ocasiones los sueños son muy intensos y vívidos y hasta resultan "actuados" por quien los tiene.

Las características propias del sueño –que implican una cierta desconexión con la realidad mientras se está dormido– y la capacidad de soñar, han envuelto a esta actividad fisiológica con un velo wde misterio y de magia. El dormir y el soñar han sido entonces objeto de una enorme cantidad de interéses e indagaciones, que van desde la poesía hasta el esoterismo. En los últimos años también la ciencia se ha interesado vivamente por esta actividad, y las investigaciones sobre sus características y sus trastornos han aumentado notoriamente.

Sobre esto mucho se ha dicho y escrito. Bastaría con solo referir, por ejemplo, la historia del José bíblico, quien después de ser vendido por sus hermanos como esclavo, alcanzó a ser uno de los personajes mas influyentes y poderosos de Egipto gracias a su capacidad para interpretar los sueños del faraón.

El acto de dormir esta rodeado de curiosidades que aun no han sido del todo explicadas y que plantean una gran cantidad de interrogantes. ¿Por qué soñamos?, ¿cuál es la cantidad adecuada de sueño?, ¿por qué algunas personas necesitan dormir más que otras?, ¿por qué existen hábitos de sueño?, y muchos mas.

El sueño, como todas las actividades fisiológicas de los individuos, puede tener problemas y trastornos que lo afecten. Tal vez la más común y sobre todo, la más conocida y popular, es el insomnio, nombre con el se denomina la incapacidad o dificultad para dormir o para que el sueño tenga un efecto reparador.

Sin embargo, este no es el único trastorno del sueño; en el otro extremo se encuentra el hipersomnio, que como se deduce de su nombre, implica todo lo contrario, o sea una somnolencia excesiva. Por otra parte, existen una serie de trastornos denominados parasonmios, que son fenómenos no deseados relacionados con el dormir.

Este libro pretende explorar las características más importantes del sueño normal y de sus trastornos desde el punto de vista de su origen y manifestaciones, y plantear las principales pautas de su manejo y tratamiento.

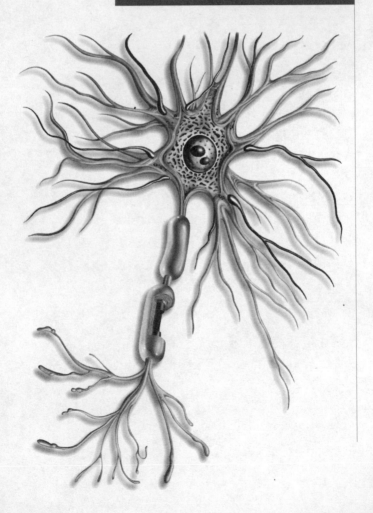

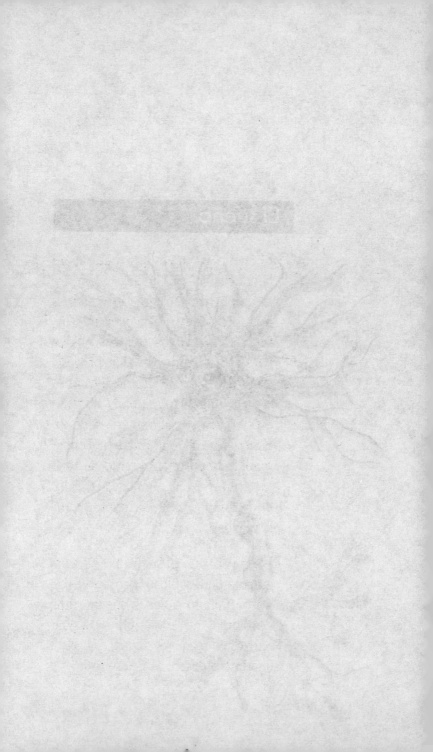

El sueño es un estado natural de la conciencia en el que el cuerpo y la mente descansan y esta última puede dedicarse a procesar la información recibida durante el día. Para todos nosotros es un proceso conocido gracias al cual, por medio de unas asociaciones libres y espontáneas, sentimos una serie de experiencias que nuestra conciencia manifiesta en una infinitud de sensaciones y vivencias que se semejan, en ocasiones dramáticamente, con la realidad.

Desde antiguo el sueño ha sido un enigma para sabios y pensadores, y no ha faltado quien sospeche que en últimas no es posible distinguir entre cual sea la verdadera, si la realidad del sueño o la de la vigilia.

Aspectos históricos del sueño

El interés por dormir y soñar ha existido desde el amanecer de la historia. Por muchos años se consideró el sueño como un proceso pasivo que ocurría como resultado en la reducción de alguna fuerza vital.

Estudios realizados a principios del siglo XX, en los que sangre de perros privados de sueño se inyectaba en otros no privados a quienes inducía a dormir, sugirió la presencia de sustancias que se denominaron hipnotoxinas, que se incrementaban durante la vigilia e inducían el sueño. La noción de una toxina causante del sueño, gradualmente, ha dado camino a la noción de una serie de sustancias producidas en el mismo organismo, llamadas factores del sueño, que lo inducen por mecanismos específicos.

También comenzando el siglo XX, los científicos Camillo Golgi y Santiago Ramón y Cajal demostraron que el sistema nervioso no era una masa de células fusionadas, sino una red altamente intrincada de pequeñas células, que tenían la propiedad de comunicarse unas con otras.

El descubrimiento de la actividad eléctrica cerebral en animales en 1875 realizado por el neurofisiólogo escocés Richard Caton fue un hallaz-

go fundamental en el desarrollo de la i.
relacionada con el sueño.

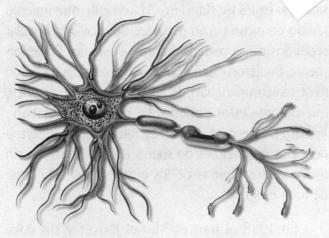

Sin embargo, fue solamente hasta 1930 cuando el investigador alemán Hans Berger, teniendo en cuenta los hallazgos de Caton, reportó la presencia de actividad eléctrica en el cerebro que podía ser registrada en un papel y que denominó a dicho registro como *electroencefalograma* (EEG). Además describió en el EEG la presencia de dos clases de ritmos que designó alfa y beta. Posteriormente se pudo establecer, utilizando este examen, que la actividad alfa desaparecía durante el sueño, y que durante el mismo lapso el cerebro no estaba inactivo.

Luego Frederick Bremer estableció la importancia del tronco cerebral como generador de la vigilia.

En 1953 Nathaniel Kleitman y Eugene Aserinsky describieron los episodios de sueño REM (por las siglas en inglés de *Rapid Eye Movements*, movimiento rápido de ojos), como períodos de movilidad ocular repetidos que ocurrían durante el sueño. Posteriormente, pudieron establecer que los períodos de sueño REM se acompañaban de actividad onírica, es decir, que durante estos periodos las personas "soñaban". William Dement y Kleitman establecieron la presencia de ciclos predecibles de sueño REM y de sueño sin movimientos rápidos de los ojos (NREM) a lo largo de toda una noche.

En 1958 el francés Michel Jouvet y sus colaboradores pudieron establecer que durante el sueño REM se presentaba *atonía muscular*, es decir, pérdida del estado normal de vigor y tensión de los músculos. Por esta misma época se demostró que la estimulación de la región de la base del encéfalo inducía sueño y que la destrucción de algunos núcleos en el tronco cerebral desencadenaba insomnio. En los estudios realizados por G. Moruzzi se pudo demostrar que los generadores del REM están localizados en el puente.

En los años sesenta del siglo pasado se desarrolló el concepto de los neurotransmisores y los receptores, y se hizo evidente que algunas de estas sustancias contribuyen a la regulación del ciclo sueño-vigila. Por ejemplo, la inhibición de la *noradrenalina* induce el sueño y la inhibición de la *serotonina* (dos sustancias neurotransmisoras) produce insomnio.

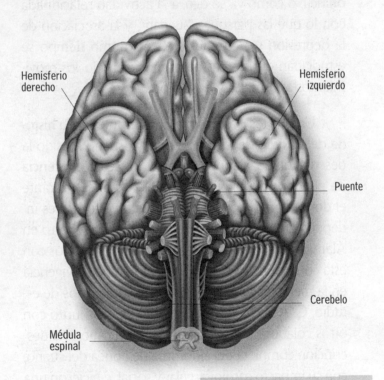

Hemisferio derecho

Hemisferio izquierdo

Puente

Cerebelo

Médula espinal

Figura 1. Vista inferior del cerebro.

Se podría decir que esta década marcó el inicio de la medicina del sueño, con el desarrollo de la polisomnografía como el principal método diagnóstico. La polisomnografía consiste en el registro simultáneo de diferentes variables fisiológicas durante toda la noche. Los estudios iniciales se enfocaron en la actividad onírica, o como ya se dijo, a la actividad relacionada con lo que las personas "sueñan", y la asociación de la depresión y el sueño REM. Al mismo tiempo se estudiaban otras áreas como por ejemplo los movimientos anormales y el sueño.

Uno de los eventos más importantes en la historia del estudio de los trastornos del sueño ha sido la descripción de la apnea del sueño, o sea la existencia de periodos de falta de respiración (apnea) durante el dormir. En 1965 dos grupos de investigadores independientes en Europa, uno en Francia y el otro en Alemania, reportaron sus hallazgos relacionados con esta condición, los cuales han mantenido su vigencia en la medicina actual. Después de varios años de estudio, C. Alberto Tassinari y Elio Lugaresi, junto con otros colaboradores, lograron llevar a cabo una descripción completa del síndrome de apnea del sueño, con su impacto cardiovascular y social, e hicieron una clara identificación del ronquido y de la somnolencia diurna excesiva como indicadores diagnósticos de este síndrome. Curiosamente, estos hallazgos fueron ignorados por varios años en América.

En los últimos años se han venido desarrollando técnicas diagnósticas que van dirigidas al estudio de pacientes tanto con insomnio como con la condición opuesta, hipersomnio.

En los años noventa se observó un incremento acelerado en el número de centros dedicados a la investigación del sueño y sus trastornos, y muy seguramente en este comienzo de siglo veremos ampliadas las fronteras en estas áreas con nuevas posibilidades de diagnóstico y de tratamiento.

Es importante tener en cuenta algunos aspectos básicos sobre la estructura general del sistema nervioso: la gran mayoría de los aspectos relacionados con el sueño tienen necesariamente que ver con este.

Algunas generalidades sobre la estructura del sistema nervioso

El sistema nervioso es quien controla el funcionamiento de prácticamente todas las células de todas las estructuras del cuerpo humano. Actúa en íntima relación con el sistema endocrino, transmitiendo información de unos órganos a otros, regulando y modificando el funcionamiento de estos. El sistema endocrino actúa por intermedio de las hormonas que circulan en la sangre. El sistema nervioso, al contrario, lo hace de manera casi inmediata mediante impulsos eléctricos que son conducidos por los nervios.

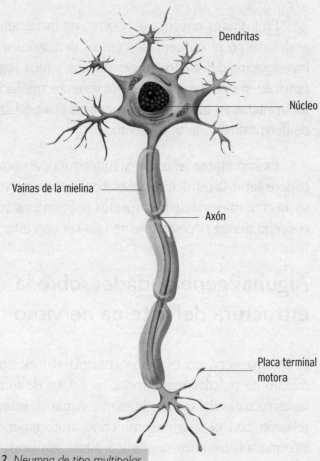

Dendritas

Núcleo

Vainas de la mielina

Axón

Placa terminal motora

Figura 2. Neurona de tipo multipolar.

Las células fundamentales del sistema nervioso son las neuronas, aunque no son las únicas. Estas células tienen unas prolongaciones mediante las cuales se conectan entre sí, formando una gran red celular. Algunas de sus prolongaciones que son más largas, llamadas axones, constituyen los nervios.

Según su constitución y ubicación, el sistema nervioso se divide en sistema nervioso central −SNC, también denominado "neuroeje"− y sistema nervioso periférico (SNP).

En el Sistema Nervioso Central se encuentra la mayor parte de las neuronas y está constituido por el encéfalo y la medula espinal. Esta última se encuentra alojada en el conducto raquídeo dentro de la columna vertebral. El encéfalo, por su parte, es la porción del SNC que se encuentra ubicada dentro de la cavidad del cráneo, en la cabeza. Está constituido por el cerebro, el cerebelo y el tronco cerebral, el cual a su vez está conformado por el mesencéfalo, el puente o protuberancia y la medula oblonga o bulbo raquídeo.

El SNP está constituido por los nervios, algunos de ellos del encéfalo (nervios craneales) y otros de la medula espinal (nervios raquídeos) y los ganglios nerviosos de los nervios.

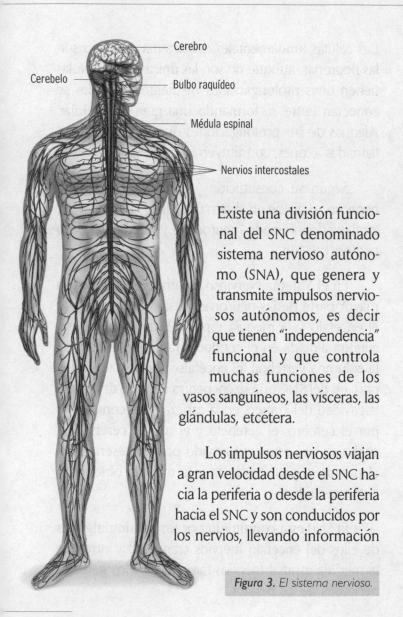

Cerebro

Cerebelo

Bulbo raquídeo

Médula espinal

Nervios intercostales

Existe una división funcional del SNC denominado sistema nervioso autónomo (SNA), que genera y transmite impulsos nerviosos autónomos, es decir que tienen "independencia" funcional y que controla muchas funciones de los vasos sanguíneos, las vísceras, las glándulas, etcétera.

Los impulsos nerviosos viajan a gran velocidad desde el SNC hacia la periferia o desde la periferia hacia el SNC y son conducidos por los nervios, llevando información

Figura 3. El sistema nervioso.

acerca de estímulos, sensaciones o percepciones, o sobre comandos u "órdenes" que el SNC envía a las estructuras corporales.

El sueño normal

Dormir es una necesidad fisiológica como lo es comer o beber. El sueño llega tarde o temprano, sin importar que tanto esfuerzo haga una persona por mantenerse despierta. Es un comportamiento caracterizado por la necesidad urgente de buscar un sitio confortable, tranquilo, donde poderse recostar y permanecer allí durante varias horas.

El sueño y la conciencia

Posiblemente una de las características más sobresalientes del sueño es la alteración reversible en el estado de conciencia que lo acompaña. La conciencia se define como un estado de conocimiento e interrelación entre el sujeto y el medio, que da sentido a los estímulos tanto internos como externos. Aunque la conciencia está disminuida durante el sueño, no está completamente ausente, ya que las personas pueden responder adecuadamente ante los estímulos, por ejemplo, los padres de un bebé pueden dormir en medio del ruido, pero responden al llanto suave del bebé. El sueño tiene cuatro cualidades que lo distinguen o diferencian de estados patológicos de alteración de la conciencia:

- El sueño es natural y necesario.
- Es transitorio.
- Es periódico y
- es reversible, es decir, el episodio de sueño se puede terminar ante un estímulo o espontáneamente.

El estado de coma es un estado en el que hay pérdida de respuesta a los estímulos externos o las necesidades internas. Con el refinamiento en el tratamiento del trauma craneal severo, muchos pacientes que habrían muerto anteriormente hoy sobreviven por períodos indefinidos sin llegar a obtener una función mental con significado.

Los estados del sueño

Para estudiar el sueño normal y sus alteraciones se utiliza un examen denominado polisomnograma (PSG) en el que se observan y registran en un papel diferentes variables en forma simultánea. Específicamente para identificar los estados del sueño se ponen unos electrodos en el cuero cabelludo para registro del electroencefalograma (EEG), otros alrededor de los ojos para registro de los movimientos oculares o electrooculagrama (EOG) y en el mentón para el registro de la actividad muscular de esta región o electromiograma de superficie (EMG).

La vigilia y la somnolencia

Durante la vigilia el EEG de una persona normal muestra dos patrones básicos de actividad que se denominan ritmo alfa y actividad beta. El ritmo alfa consiste en una actividad regular y sincronizada. La mayor amplitud de dicha onda cerebral se registra hacia las regiones posteriores del cerebro (occipital, temporal y parietal) y decrece con la edad, siendo mayor durante la infancia. Se produce cuando la persona está en reposo, tranquila y con los ojos cerrados, y se bloquea al abrir los ojos, con el alertamiento o al pedirle al sujeto que se concentre en una actividad dada. La actividad beta es irregular y desincronizada; se registra sobre todas las áreas cerebrales aunque puede predominar en la región frontal. Esta actividad se presenta cuando la persona está atenta a los eventos que ocurren a su alrededor o cuando está pensando activamente. Durante la vigilia se registran movimientos rápidos de los ojos, parpadeo y el EMG muestra alto nivel de actividad muscular.

En la medida en que el alertamiento disminuye y la somnolencia empieza a presentarse, el ritmo alfa se lentifica y empieza a predominar otro tipo de actividad denominada theta, de amplitud variable y que se observa fácilmente sobre las regiones frontales y centrales.

Estado I del sueño. Se caracteriza por la desaparición del ritmo alfa y otros cambios identificables en el EEG. Los ojos presentan movimientos lentos y la actividad muscular tiende a disminuir.

Estado II del sueño. Comienza minutos más tarde de haber iniciado el estado I. El EEG muestra cambios propios de este estado. Los movimientos oculares lentos no son tan evidentes como en el estado I y la actividad muscular disminuye aún más.

Estados III y IV del sueño. Unos 15 minutos más tarde, el sujeto entra en los estados III y IV de sueño. En estos estados se identifican también cambios en el EEG. No se aprecian movimientos oculares y la actividad del EMG permanece muy baja.

Sueño REM. Aproximadamente a los 90 minutos de haber iniciado el sueño, se presentan cambios característicos en el EEG, acompañados de movimientos rápidos de los ojos y de atonía (falta de actividad) muscular. Durante el sueño REM se presenta parálisis en la mayoría de los músculos del cuerpo, excepto los músculos respiratorios y los extrínsecos del ojo. Al mismo tiempo el cerebro está muy activo, el flujo sanguíneo cerebral (cantidad de sangre que circula en el cerebro) y su consumo de oxígeno se aceleran. Durante el sueño REM se presenta erección peneana y aumento en la secreción vaginal.

Si una persona se despierta durante un período de sueño REM, podrá describir con detalle lo que estaba soñando. Los sueños del sueño REM tienden a ser descritos en forma narrativa. Si se despierta a un sujeto durante el sueño profundo y se le pregunta qué estaba soñando, lo más probable es que responda: "Nada"; pero si se le interroga de nuevo es posible que describa una imagen, una emoción (miedo, susto) o un pensamiento.

Algunas personas insisten en señalar que nunca han soñado. Lo cierto es que todos soñamos, pero la mayoría de los sueños se olvidan subsecuentemente. Se recuerdan con facilidad aquellos sueños si el individuo se despierta durante o inmediatamente después de un sueño. Los que se recuerdan con mayor facilidad son aquellos sueños que tienen un contenido muy vívido o constituyen una pesadilla.

El hecho de que durante el sueño REM se presente erección, no significa que todos los sueños tengan contenido sexual. En el hombre, algunos sueños pueden culminar en eyaculación; a esto se denomina "emisiones nocturnas" o "sueños húmedos". Las mujeres en algunas oportunidades también pueden experimentar orgasmos durante el sueño.

Aunque el contenido onírico ocurre durante el sueño REM, la actividad mental también puede acompañar al sueño lento. Algunas de las peores pesadillas se presentan especialmente en el estado IV de sueño.

En resumen, los estados I a IV constituyen el sueño NREM: los estados I y II se denominan sueño superficial y los estados III y IV sueño profundo.

Durante toda una noche, el sueño alterna entre sueño NREM y REM. Cada ciclo dura aproximadamente entre 90 a 100 minutos. La mayoría del sueño profundo se presenta en la primera mitad de la noche. En la segunda mitad predominan el estado II y los períodos de sueño REM. En la medida que se van presentando los períodos de sueño REM a lo largo de la noche, se hacen cada vez más prolongados. Normalmente un período de sueño NREM precede al sueño REM.

La naturaleza cíclica del sueño REM parece estar controlada por un "reloj" que se localiza en el encéfalo y que también controla actividades cíclicas que se presentan durante la vigilia.

? ¿Cuáles son las funciones del sueño profundo?

Tanto el metabolismo cerebral como el flujo cerebral disminuyen en un 75 % durante el sueño profundo. Durante estas etapas un individuo solamente responde ante los estímulos fuertes y si se le despierta, actuará un tanto confuso o "groggy".

Estudios en animales han mostrado que la privación crónica del sueño puede producir resultados catastróficos. Por ejemplo, ratas que se mantienen despiertas por varios días empiezan a tener pérdida del pelo, se tornan débiles y con movimientos poco coordinados y pierden su habilidad para regular la temperatura; por último las ratas mueren sin poderse establecer claramente la causa de la muerte.

Varios estudios han mostrado que la privación de sueño profundo en humanos no interfiere con las actividades físicas ni muestran evidencia de estrés fisiológico, pero sí afecta las habilidades cognitivas, es decir las que tienen que ver con la comprensión, el conocimiento y el razonamiento, y algunos han reportado alteraciones en las percepciones y aún alucinaciones. Si después de la privación se deja dormir libremente a los sujetos, estos incrementan la cantidad de sueño profundo, lo que se conoce como "rebote de sueño profundo". Estos hallazgos sugieren que el cerebro necesita dormir para estar a su nivel más alto de eficiencia y que durante el sueño profundo el cerebro, en realidad, está descansando.

Otros estudios han mostrado que después de incrementar la actividad mental durante varias horas, se puede observar incremento en la cantidad del sueño profundo.

¿CUÁLES SON LAS FUNCIONES DEL SUEÑO REM?

El sueño REM es un estado de actividad fisiológica intensa. Los ojos se mueven rápidamente, se presentan episodios de aumento y disminución de la frecuencia cardiaca (bradicardia y taquicardia), la respiración se torna irregular y el cerebro es más activo. Por lo tanto, es razonable pensar que este tipo de sueño y el profundo son diferentes. Estudios iniciales mostraron que al privar a sujetos de sueño REM se aumentaba la "presión" por entrar en este mismo estado y era evidente el fenómeno de rebote REM, es decir, se apreciaba un incremento significativo en la cantidad de sueño REM una vez se dejaba al sujeto dormir libremente.

Estudios en animales de laboratorio indican que el sueño REM cumple funciones que facilitan el aprendizaje. Por ejemplo, cuando a animales que participan en una sesión de aprendizaje se les priva de sueño REM, estos aprenden las tareas más lentamente que los animales a los que no. Por otro lado, se ha visto que durante el entrenamiento de varias actividades, se aumenta la cantidad de sueño REM, pero este incremento retorna a los niveles normales una vez el animal aprende las tareas.

Estudios realizados con estudiantes universitarios han mostrado que durante el período de exámenes se aumenta la cantidad de sueño REM. Algunos investigadores han mostrado que la mayor proporción de sueño REM en el humano y otras especies animales, se observa durante los primeros meses de edad y es posible que el sueño REM promueva el desarrollo del encéfalo. En resumen, este sueño puede jugar un papel importante en el desarrollo y maduración del sistema nervioso, en el aprendizaje y en la consolidación de la memoria.

¿Cómo cambia el sueño con la edad?

El comportamiento del sueño, su estructura y su evolución durante la infancia, presentan diferencias fundamentales al compararlas con el sueño del adulto. Una serie de criterios que se aplican en el adulto no tienen la misma validez en la población infantil y mucho menos en el recién nacido o el prematuro. Por ejemplo, las definiciones de los estados de sueño son claramente diferentes en el prematuro y el recién nacido al compararlas con las que se utilizan en niños mayores y en el adulto.

A continuación se llevará a cabo una descripción de los cambios más sobresalientes que se van presentando en la medida que vamos creciendo.

Algunos observadores han identificado en el feto humano de 24 semanas la presencia de períodos de actividad y reposo con presentación cíclica cercana a los 60 minutos.

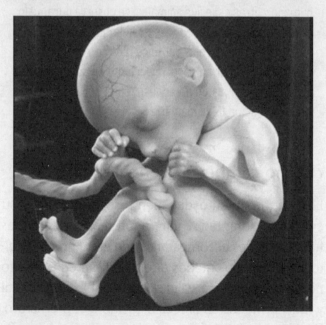

Hacia la semana 30 se han identificado durante el sueño dos estados que se conocen como *sueño activo*

y sueño tranquilo. El *sueño tranquilo* ocupa un porcentaje muy bajo durante esta etapa y sólo llega a tener representación significativa desde la semana 34.

- Entre las semanas 30 a 34 no se aprecian movimientos oculares. Hacia la semana 34 durante el sueño activo es evidente la presencia de movimientos oculares rápidos y se aprecian movimientos de expresión facial.

- Entre las semanas 37 a 40 (final del embarazo) el sueño activo se desarrolla completamente y se pueden apreciar algunas características específicas en el EEG, movimientos oculares rápidos, patrón respiratorio irregular y contracciones musculares de corta duración en cara y extremidades. Durante el sueño tranquilo, también se observan patrones característicos en el EEG.

- En el recién nacido se pueden identificar tres estados relacionados con el sueño, como son: el *sueño activo* (equivalente a sueño REM), *sueño tranquilo* (equivalente a sueño NREM) y sueño indeterminado. El estado indeterminado se refiere a un estado de sueño en el que los criterios no se pueden asimilar con el sueño activo ni el sueño tranquilo. Durante el primer mes de vida después del nacimiento los sueño activo y tranquilo ocupan cerca del 50% del tiempo total dormido (TTD).

- Posteriormente y de manera paulatina, el EEG empieza a mostrar patrones de sueño del adulto.

Observaciones hechas en recién nacidos y lactantes muestran que el sueño ocupa una porción importante de sus vidas. El recién nacido pasa aproximadamente el 70% de las 24 horas durmiendo. El tiempo total de sueño en un recién nacido es de 16 a 17 horas, y en la medida que el infante va madurando, el tiempo dedicado a dormir va disminuyendo paulatinamente. Al final del primer año el TTD es de 13 hrs. y hacia los 10 años es de 10 hrs.

En los ancianos se presentan con mayor frecuencia dificultad para conciliar el sueño, múltiples despertares, tendencia a acostarse más temprano y despertar prematuro. El uso de medicamentos inductores del sueño aumenta con la edad y curiosamente las

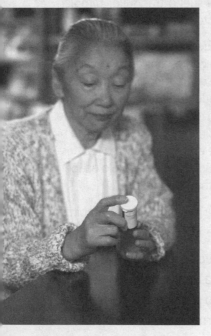

mujeres los utilizan en una proporción mayor que los hombres. La alta frecuencia de enfermedades médicas, el uso concomitante de medicamentos y la tendencia a permanecer más tiempo en cama juegan un papel importante en el origen de los trastornos del sueño en este grupo de edad.

Si se priva de sueño profundo o de sueño REM durante una noche a una persona de edad, se observa el fenómeno de rebote en la noche siguiente, es decir, habrá aumento del sueño profundo o REM. En sujetos jóvenes este fenómeno puede persistir por varias noches.

¿Cuáles son los hábitos del sueño?

En la población general se pueden distinguir dos tipos de individuos desde el punto de vista de hábitos del sueño: los madrugadores y los trasnochadores. Los primeros se sienten restablecidos, frescos y llenos de vigor en las horas de la mañana, pero así mismo se acuestan temprano. Los segundos, por el contrario, tienen dificultad para levantarse temprano y se sienten con pereza y lentos para desarrollar sus actividades durante la mañana, pero se sienten llenos de energía al final del día. Este tipo de individuos realizan con mayor facilidad sus actividades en la noche y tienden a acostarse tarde. Lo que determina ser madrugador o trasnochador no es conocido pero parece deberse a un factor hereditario, aunque factores ambientales también pueden jugar un papel importante.

Ahora bien, ¿cuánto es el tiempo requerido de sueño? El tiempo total de sueño varía con la edad, aunque también hay variaciones individuales. En promedio, un adulto duerme entre 6 y 8 horas, sin considerar el medio ni las diferencias culturales.

¿Cómo duermen los animales?

El sueño, como lo denominamos en el humano, es monopolio de los vertebrados y, muy seguramente, no es erróneo pensar que todos los mamíferos duermen. La creencia de que algunos no lo hacían (el ganado vacuno por la necesidad de vigilancia constante, o la musaraña por su incesante comer, etcétera) ha sido invalidada por las observaciones sistemáticas realizadas recientemente.

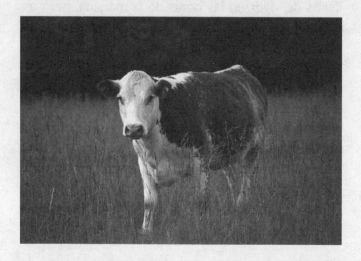

Entre los animales se pueden describir varias clases de sueño: sueño profundo, sueño REM y el sueño durante el invierno (hibernación). En los humanos el sueño profundo se refiere a los estados III y IV del sueño NREM, mientras que en los mamíferos usualmente se refiere a todo el sueño NREM.

La forma de presentación del sueño en los mamíferos es en ciclos NREM-REM y su duración varía de una especie a otra.

En algunas especies el sueño tiende a concentrarse en un solo período, mientras que en otras tiende a distribuirse en dos o más períodos. Bajo circunstancias naturales, el sueño normal del animal puede ser alterado por factores ambientales, lo que resulta en privación del sueño; una vez el animal puede recuperar su sueño, se presenta incremento en el sueño profundo y en el sueño REM. Pero el incremento en el sueño profundo es mucho mayor y se correlaciona con la duración del estado de vigilia previo. Estos hallazgos sugieren que los mamíferos poseen mecanismos reguladores para compensar la pérdida de sueño y que el sueño profundo es un indicador de la necesidad de dormir.

Los rituales antes del inicio del sueño son característicos de algunas especies y tienen diferente complejidad, desde las vueltas que da el perro alrededor de un punto específico, hasta la construcción de un lecho cada noche por los grandes simios (gorilas, chimpancés y orangutanes).

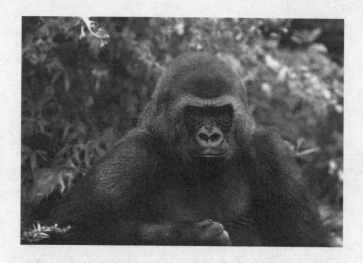

Hay dormidores solitarios y otros que duermen acompañados. Unos que duermen en casa y otros lo hacen fuera de ella; por ejemplo, algunas aves duermen en el mismo sitio por generaciones. La escogencia del sitio para dormir es un elemento específico del comportamiento de las especies y varía con el modo de vida. Es muy diferente el comportamiento del animal que vive libre en la selva del que lo hace en un zoológico.

Las cuevas y los árboles son sitios comunes que escogen algunos animales por la seguridad que ellos ofrecen, pero algunas especies como las cebras duermen en campo abierto, y las focas y el hipopótamo lo hacen bajo agua parte del tiempo. La preservación del sueño en diferentes situaciones ecológicas, aún en aquellas que puede representar peligro, enfatiza la importancia fundamental del sueño. Para que un animal inicie el sueño la temperatura ambiental no debe ser ni muy alta ni muy baja. El tiempo que los mamíferos dedican al sueño varía de especie a especie.

La quietud no es condición necesaria para determinar el estado de sueño, ya que algunos animales se mueven mientras duermen. Ejemplo de esto son los cetáceos, que nadan mientras tanto. Los delfines y las ballenas presentan lo que se ha denominado el sueño unihemisférico (SUH), un estado en el que un hemisferio (es decir la mitad) del cerebro muestra actividad de sueño, mientras que el otro mantiene actividad de vigilia. El sueño REM en los cetáceos parece que está marcadamente disminuido o se presenta en forma diferente. Durante el SUH los cetáceos permanecen quietos o se mueven lentamente y se dirigen a la superficie para respirar mientras mantienen un ojo abierto. Algunos estudios han mostrado que durante

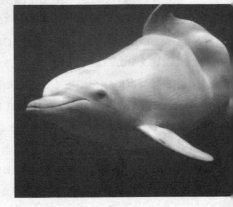

el SUH el hemisferio contrario al ojo abierto es el que está despierto.

En los mamíferos terrestres las posturas de "acostado" con los ojos cerrados son las más comúnmente asociadas con el dormir; pero hay variaciones sorprendentes, por ejemplo el caballo, el elefante y las jirafas realizan parte de su sueño mientras están de pie. Otras especies duermen en parte con los ojos abiertos como por ejemplo el ganado vacuno. El sueño profundo puede presentarse mientras están de pies, pero el sueño REM ocurre solamente acostados. El rumiar puede persistir durante el sueño NREM pero no se presenta durante el sueño REM.

Lo que más distingue el sueño de las aves del de los mamíferos es la marcada disminución del sueño REM en las aves, con un promedio de cerca del 5% del tiempo total y los ciclos de sueño NREM-REM son más cortos. Los episodios de sueño profundo son cortos, con duración que va desde pocos segundos hasta varios minutos. Al igual que en los mamíferos acuáticos, las aves presentan SUH con el ojo cerrado contrario al hemisferio que duerme. En un estudio hecho con patos mallard, se estableció que los que duermen en los bordes de una formación presentan SUH y el ojo que permanece abierto es el que mira hacia fuera, como en guardia contra posibles depredadores, y los del centro presentan sueño bihemisférico (con las dos mitades del cerebro), sugiriendo que el sueño bihemisférico es presumiblemente más eficiente que el SUH (ver figura 4).

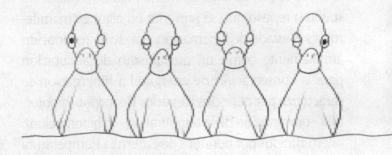

Figura 4. Representación esquemática de un grupo de patos durmiendo en línea. Los patos de los extremos presentan SUH y los del centro sueño bihemisférico.

Al parecer, aunque hay todavía mucha controversia, los reptiles y anfibios también presentan SUH. No se ha podido establecer si en este grupo de animales se presenta sueño REM.

En los invertebrados también se ha documentado la presencia de períodos de actividad y reposo que están sujetos a regulación. Estudios realizados en cucarachas y escorpiones han mostrado que al evitar el estado de reposo por varias horas, se produce incremento en este estado una vez se deja al animal descansar libremente.

No se puede dejar de mencionar otro estado de sueño o reposo que se presenta en algunos mamíferos. Es el estado de hibernación, que se ha reconocido ampliamente como un mecanismo de adaptación para la conservación de energía. La hibernación se caracteriza por períodos llamados de torpor (hipotermia –disminución de la temperatura– o hibernación), interrumpidos por períodos de eutermia (temperatura normal). Este patrón recurrente de cambio en la temperatura corporal (TC) se denomina *ciclo de hibernación*. Durante esta, la temperatura corporal disminuye dramáticamente. En las ardillas, por ejemplo, la TC declina desde valores de 37 °C (eutérmicos) a 1.2 °C (hipotermicos). En la medida que la TC decrece, la frecuencia cardiaca disminuye de 250 a 7-10 contracciones por minuto y la frecuencia respiratoria de 100-150 disminuye a 1-2 respiraciones por minuto. La fase de hibernación puede durar de varias horas a semanas. El despertar produce incremento en el consumo de energía. Paradójicamente, una vez los animales despiertan de la hibernación, se duermen y presentan rebote de sueño profundo, semejando un fenómeno similar a lo que ocurre con la privación de sueño. Estos hallazgos hacen pensar que durante el largo reposo se puede presentar privación de sueño; en otras palabras, la hibernación, especialmente a bajas temperaturas, no es compatible con un proceso restablecedor que potencialmente si ocurre durante el sueño.

A diferencia de los mamíferos, los reptiles y batracios pierden muy poco peso durante la hibernación. Algunos autores sostienen que las aves no hibernan. Algunas aves migran, otras buscan refugio y permanecen inmóviles, pero la TC y el metabolismo disminuye levemente.

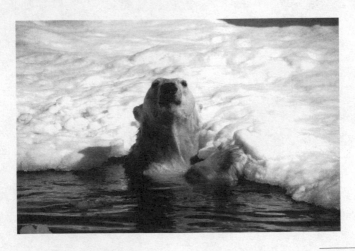

Con base en las descripciones anteriores podríamos decir que cada animal periódicamente sacrifica contacto con el medio ambiente para obtener los beneficios del sueño. Sin embargo, el porqué el cerebro debe dormir es aún un misterio.

Insomnio

El insomnio (agripnia) se refiere a la inhabilidad para obtener sueño adecuado, ya sea por dificultad en iniciar o mantener el sueño, despertar prematuro en la madrugada, pobre calidad de sueño o cantidad insuficiente de este. Dentro de los trastornos del dormir es el más frecuente encontrado en la población en general.

Hay que tener en cuenta que el insomnio no es en sí una enfermedad sino más bien un *síntoma*, es decir la manifestación de alguna o algunas enfermedades, por lo que es importante buscar su causa, en lo posible, teniendo en cuenta que su origen es multifactorial, o sea que depende de varios factores, entre los que se pueden mencionar la edad, el género y la presencia de enfermedades médicas o psiquiátricas.

Hay evidencia que sugiere que la mayoría de las causas de insomnio son tratables. Sin embargo, el inicio de un tratamiento apropiado depende de la identificación del problema y de una evaluación médica para determinar su causa. Un gran número de pacientes con insomnio es tratado a ciegas con medicamentos hipnóticos (inductores del sueño), sin atender a la verdadera causa o a una farmacoterapia adecuada.

La mayoría de las personas que sufren de insomnio tiende a exagerar sus quejas, lo que no significa un intento deliberado por parte del paciente para aumentar la severidad del problema; parece más bien ser un aspecto propio de esta condición. La mayoría de los pacientes tiene la tendencia a subestimar el tiempo total dormido y a sobreestimar el tiempo total despierto. Adicionalmente, los insomnes presentan dificultad para discriminar entre el estado de sueño y el de vigilia. Específicamente, no reconocen que se despiertan después de haber dormido y en cambio asumen, por ejemplo, que han permanecido despiertos toda la noche.

La queja de insomnio debe acompañarse de consecuencias diurnas que sean atribuidas al trastorno del sueño. En efecto, para muchos pacientes estas consecuencias diurnas son la motivación para buscar ayuda.

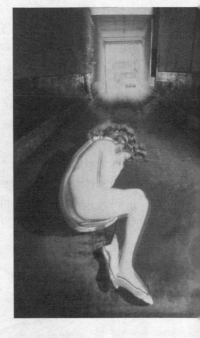

Se conoce que aproximadamente el 30% de la población general ha presentado insomnio en algún momento de su vida y que cerca del 12% se queja de insomnio severo y crónico.

El insomnio ocurre 1,3 veces más en las mujeres que en los hombres y 1,5 veces más en personas mayores de 65 años que en los menores. Por otro lado, el insomnio se presenta con alta frecuencia en pacientes que tienen enfermedades médicas o psiquiátricas.

¿CUÁLES SON LAS CONSECUENCIAS DEL INSOMNIO?

Tal como se ha indicado, el insomnio suele acompañarse de consecuencias que afectan al paciente durante el día. Algunas de estas son: irritabilidad, inquietud, malestar, cansancio, fatiga, falta de energía, dificultad para desarrollar las actividades diarias, pérdida de la sensación de bienestar, disminución en la concentración y en la atención. Algunos pacientes se quejan de síntomas físicos no específicos como dolor de cabeza, trastornos gastrointestinales, falta de coordinación de los movimientos, y dolores musculares. Recientemente se ha podido establecer cómo la capacidad para analizar y solucionar fórmulas matemáticas se altera significativamente en aquellos sujetos que se han privado de sueño en comparación con los que duermen cotidianamente 8 horas.

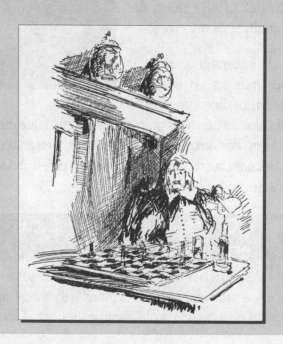

Los pacientes con insomnio severo acuden al médico con mayor frecuencia, son hospitalizados el doble de las veces, utilizan más medicamentos y presentan una mayor tasa de ausentismo laboral.

Un estudio nacional realizado en Estados Unidos relacionado con las consecuencias diurnas del insomnio, reveló que el 30% de los insomnes crónicos consideran que su calidad de vida está afectada por esta condición. Las áreas que reportan mayor impacto, en comparación con la población no insomne, incluyen: las relaciones interpersonales, la habilidad para realizar sus tareas, la sensación de bienestar físico, la tolerancia al estrés, la concentración y la memoria.

La mayoría de las investigaciones en cuanto al origen del insomnio han mostrado que los trastornos psiquiátricos son la causa más frecuente asociada a esta condición.

Se ha documentado que la depresión puede llevar a insomnio; sin embargo, lo contrario también puede presentarse: el insomnio persistente frecuentemente lleva a la depresión.

Se ha visto que en pacientes con insomnio crónico y depresión a quienes se les ha hecho tratamiento únicamente para el insomnio, la mejoría en la calidad del sueño puede presentar resolución o mejoría significativa en los síntomas depresivos, mientras que aquellos que no mejoran en el sueño en general persisten depresivos.

La distinción entre insomnio primario y trastorno de ansiedad puede no ser fácil en algunas oportunidades, ya que el hiperalertamiento y la ansiedad relacionada con el trastorno del sueño son, con frecuencia, componentes muy importantes en los pacientes con insomnio primario.

En los casos severos, el insomnio puede llegar a convertirse en el aspecto más importante de la vida de estos pacientes y sus facetas laboral, social y familiar se ven afectadas como resultado de las preocupaciones persistentes relacionadas con esta condición, lo que lleva a un detrimento significativo en la calidad de vida.

 ## ¿CUÁLES SON LAS MANIFESTACIONES DEL INSOMNIO?

La queja principal del insomne ayuda a diferenciar la naturaleza del problema. Esto es: si se presenta dificultad para iniciar el sueño, o para mantenerlo (frecuentes despertares), si hay despertar prematuro en la madrugada con imposibilidad para conciliar el sueño de nuevo, o si el sueño no es reparador. En muchas oportunidades el paciente presenta varias de estas quejas en forma simultánea.

La duración del insomnio tiene implicaciones diagnósticas y de tratamiento importantes (ver gráfica 1). Aunque no hay acuerdo acerca de su duración para clasificarlo, la Clasificación Internacional de los Trastornos del Sueño ha establecido los criterios como se mencionan a continuación:

- Agudo: duración de 4 semanas o menos.
- Sub-agudo: duración de hasta 6 meses.
- Crónico: duración mayor de 6 meses.

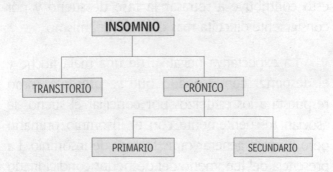

Gráfica 1. Clasificación del insomnio.

El insomnio de corta duración o agudo, en la mayoría de los casos, es causado por estrés psicológico o médico y tiende a resolverse espontáneamente. Con la indicación de algunas normas de higiene del sueño (ver pág. 71), educación, manejo del estrés e incluso el uso juicioso de medicamentos por corto tiempo, se puede prevenir que el paciente evolucione hacia un insomnio crónico.

El paciente con insomnio tiene la tendencia a permanecer mucho tiempo despierto en la cama, lo que desencadena una respuesta condicionada negativa y lleva a relacionar la cama con despertar ("despertar condicionado"). Esto conduce al desarrollo de una sensación de frustración y a su vez de mayor despertar. Algunos tienden a levantarse más tarde con la idea de recuperar el sueño perdido y esto contribuye a retrasar la fase de sueño y por consiguiente dificulta más el inicio del mismo.

La expectativa negativa de una mala noche y el despertar condicionado que se presenta como respuesta a los esfuerzos por conciliar el sueño, se asocian frecuentemente con el insomnio primario pero pueden generar otras formas de insomnio. La presencia del fenómeno del despertar condicionado se puede establecer en el hecho de que los pacientes pueden dormir con facilidad en situaciones en las que no existe preocupación por quedarse dormidos, como por ejemplo al ver TV, pero son incapaces de conciliar el sueño cuando van a la cama.

Una gran variedad de condiciones médicas, neurológicas o psiquiátricas pueden contribuir a agravar o desencadenar el insomnio.

El uso de medicamentos tales como estimulantes del sistema nervioso en algunos pacientes tienen un efecto deletéreo sobre la calidad del sueño. También hay que tener en cuenta el consumo de cafeína, nicotina, alcohol o los sicoactivos, que tienen el mismo tipo de efectos. La suspensión de tratamientos con base en el uso de medicamentos inductores del sueño –también llamados hipnóticos–, puede desencadenar insomnio de rebote.

¿CUÁLES SON LAS CAUSAS DEL INSOMNIO?

El insomnio transitorio llega a presentarse hasta en un 40% de la población general, mientras que entre el 9 al 12% se quejan de sueño inadecuado en forma crónica.

El insomnio transitorio o agudo, también denominado por algunos como "insomnio situacional", frecuentemente es causado por el estrés, por una enfermedad médica aguda, por el uso de medicamentos o el cambio de meridiano (jet lag). Una vez el factor desencadenante desaparece, el sueño retorna a su estado normal. Aunque se implica a la situación como el factor que desencadena el trastorno de sueño, se debe tener en cuenta que la respuesta individual para enfrentar el estrés contribuye al desarrollo del insomnio transitorio.

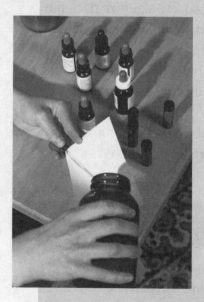

Por el contrario, el determinar la causa o causas del insomnio crónico puede llegar a ser una tarea difícil, especialmente cuando esta condición se ha presentado durante varios años, ya que numerosos factores pueden contribuir a la aparición y a la duración (cronicidad) de esta condición. Tradicionalmente la causa del insomnio crónico se ha enfocado en el evento precipitante, por ejemplo la enfermedad médica o psiquiátrica. Si el insomnio no se puede atribuir a un factor que lo cause, se clasifica como insomnio primario. Esto no significa que tales pacientes estén libres de cualquier enfermedad médica o psiquiátrica; significa simplemente que hasta donde se puede determinar, estos trastornos probablemente no son causa directa del problema de sueño.

Relacionados con las causas del insomnio, se destacan tres clases de factores:

• Predisponentes.

• Precipitantes.

• Perpetuadores.

Estos factores contribuyen al desarrollo del insomnio crónico y la importancia relativa de cada uno de ellos varía con el tiempo.

Con base en este modelo se puede decir que hay individuos con baja predisposición o bajo umbral para desarrollar insomnio y no presentarán alteraciones en el sueño cuando se exponen a un factor precipitante, como por ejemplo el dolor crónico o un estado de ansiedad. Por el contrario, aquellos que presentan alta predisposición desarrollarán insomnio con casi cualquier factor precipitante y este factor puede variar de un momento a otro.

Si se toma, por ejemplo, un grupo de pacientes con artritis, se puede encontrar que no todos desencadenan insomnio a pesar de que el dolor se puede considerar como un factor precipitante. De acuerdo con este modelo, el dolor artrítico podrá precipitar insomnio solamente en aquellos pacientes con alta predisposición a tenerlo.

Factores predisponentes al insomnio

Los factores predisponentes pueden pasar desapercibidos, ya que su importancia no es tan obvia como la que se da a los precipitantes. Los predisponentes son relativamente constantes y si no se les presta la atención adecuada, la mejoría puede ser más lenta o se puede presentar recaída después de un tratamiento exitoso. Dichos factores también pueden ser el sustrato que transforme un episodio de insomnio transitorio en crónico. Los factores predisponentes son las condiciones que determinan el umbral para desarrollar insomnio. Dentro de este grupo se incluye la tendencia hacia un aumento en el alertamiento fisiológico, cognitivo y emocional.

El *hiperalertamiento fisiológico* en pacientes con insomnio se ha sugerido con base en estudios que han mostrado en los afectados un incremento en la frecuencia cardiaca, en la temperatura y en el metabolismo durante la vigilia y el sueño. También se ha observado incremento en los niveles de ciertas sustancias, dentro de las que se incluyen algunas hormonas durante la vigilia nocturna en pacientes insomnes.

El *alertamiento cognitivo* hace referencia al hecho de que un número significativo de pacientes experimentan preocupación, en ocasiones exagerada, por la calidad de su sueño y las consecuencias que una mala noche puede acarrear al día siguiente. La persistencia de estas ideas conduce a un estado de mayor alertamiento y por consiguiente va a interferir con el inicio y el mantenimiento del sueño.

Se ha sugerido que los pacientes con insomnio presentan rasgos de personalidad que pueden vulnerar la calidad del sueño. Un patrón común de comportamiento se relaciona con la forma como se "interiorizan" las emociones, lo que a su vez puede desencadenar un mayor alertamiento.

Historia de depresión, predilección por estar despierto tarde en la noche, susceptibilidad para desarrollar estados de ansiedad y episodios previos de insomnio transitorio, hacen parte de la lista de factores que pueden predisponer al desarrollo del insomnio.

Factores precipitantes del insomnio

Un factor precipitante es un evento que interactúa con los predisponentes y desencadena un episodio de insomnio. Dentro de este grupo se incluyen enfermedades médicas o psiquiátricas, el uso de medicamentos, los cambios de horario y los trastornos primarios del sueño.

Diferentes dolencias médicas afectan la calidad del sueño, tales como problemas pulmonares, enfermedades degenerativas del sistema nervioso, indisposiciones reumatológicas y endocrinas, el dolor y las alergias, entre otras. Los pacientes con artritis pueden sufrir un sueño fragmentado (discontinuo) que a su vez es un factor que incrementa la sensación de fatiga durante el día. Se ha reportado que cerca del 20% de pacientes con enfermedades renales terminales presentan insomnio secundario a una condición llamada "síndrome de piernas inquietas (SPI)" sobre la que más adelante en este capítulo se tratará.

Los factores psiquiátricos y/o psicológicos juegan un papel primordial en los pacientes con insomnio crónico. Los factores psicológicos más recurrentes son la depresión (frecuentemente enmascarada y negada), la ansiedad generalizada, los trastornos obsesivo-compulsivos, los episodios de estrés y los trastornos de pánico.

Se estima que entre el 40% y el 60% de las mujeres menopausicas o que estén cerca de serlo, han tenido o tienen episodios de insomnio. En estas pacientes se han descrito dos patrones de este: uno relacionado con las oleadas de calor y la sudoración que acompañan su condición, y otro relacionado con factores psicológicos.

Pero el insomnio puede ser secundario a factores más sutiles, tales como problemas conyugales, insatisfacción laboral o a algo que tal vez es más común de lo que pensamos: la sensación de aburrimiento o desesperanza que puede acompañar diariamente a la persona que se ha pensionado.

El insomnio puede estar asociado con el uso de algunos medicamentos (como los antidepresivos) o con el retiro de otros (como los sedantes). En algunos pacientes puede corresponder a un efecto colateral de una droga que usualmente no afecta el dormir. El uso crónico de alcohol, por ejemplo, fragmenta el sueño. Durante los períodos de abstinencia prolongada los alcohólicos pueden quejarse de insomnio que puede persistir por meses o años.

Los pacientes con movimientos periódicos de las piernas o SPI (ver pág. 88) o con trastornos respiratorios durante el sueño, pueden presentar como queja principal el insomnio. Ahora bien, una consideración importante a tener en cuenta en pacientes con insomnio es la posibilidad de un trastorno en los ciclos de sueño y vigilia.

Finalmente, vale la pena anotar que no es infrecuente observar que más de un factor precipitante puede estar involucrado durante un episodio de insomnio.

Factores perpetuadores del insomnio

Los factores perpetuadores no están presentes durante el comienzo del insomnio pero aparecen como consecuencia de hábitos que se adquieren en busca de solución al problema de sueño, y pueden ser causa suficiente para mantenerlo. La expectativa de padecer una mala noche es uno de los principales culpables en la perpetuación del insomnio. Por el presunto papel que juegan los factores perpetuadores tanto en individuos vulnerables como en aquellos que no tienen predisposición, es necesario identificarlos:

- Permanencia prolongada en la cama.

- Horario irregular del ciclo sueño-vigilia.

- Ansiedad sobre las consecuencias de la pérdida de sueño.

- Expectativa de una mala noche.

- Consumo de medicamentos y de cafeína.

- Toma de siestas.

- Alertamiento condicionado relacionado con el dormitorio.

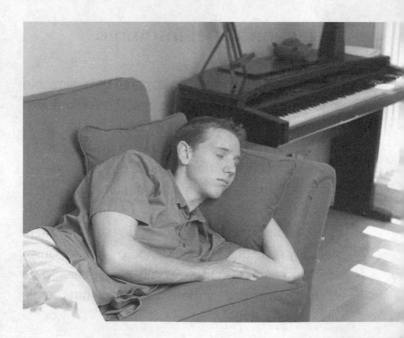

La expectativa de pasar una mala noche, el considerar anticipadamente el posible sufrimiento de una noche en vela o el miedo al pobre rendimiento diurno como consecuencia del trastorno del sueño, son por sí mismos causas de alertamiento y perpetuación del insomnio.

La interrelación entre los factores predisponentes, perpetuadores y precipitantes en un paciente específico, es de gran importancia a la hora de proponer un tratamiento para el insomnio.

Tratamiento del insomnio

El manejo del insomnio tiene dos tipos de tratamiento en los que tanto el paciente como el médico deben interactuar para lograr el mejor resultado. Uno (el no farmacológico) hace referencia a lo que se conoce como "terapia comportamental" ya que tiene que ver con indicaciones que deben llevar a un cambio en el comportamiento del individuo y en sus hábitos de sueño. El otro (farmacológico) es de estricto manejo médico y tiene que ver con remedios que actúan ya sea induciendo el sueño o como procedimiento de alguna enfermedad de base que se presuma sea la causa del insomnio.

Tratamiento no farmacológico (terapia de comportamiento)

El tratamiento del insomnio crónico se basa fundamentalmente en el conocimiento de su causa. Es preciso entonces determinar hasta qué punto el insomnio crónico es secundario a una enfermedad médica o psiquiátrica, a comportamientos erróneos relacionados con los hábitos del dormir (factores perpetuadores), o a trastornos primarios del sueño. Como ya se mencionó, lo más frecuente es encontrar que la causa del insomnio crónico no es única, sino por el contrario, múltiple. De ahí se desprende que el método deba ser diversificado e incluya recomendaciones educativas para cambiar los hábitos de comportamiento e intervenciones farmacológicas.

Mientras más crónico es el insomnio, la terapia de comportamiento –(TC) aquella que tiene que ver con cambios en la conducta del individuo– adquiere mayor importancia por cuanto los factores perpetuadores tienden a predominar.

Es esencial que el paciente conozca de su condición y de los diferentes procederes que afectan el dormir (terapia estímulo-control), la manera de estabilizar el horario sueño-vigilia (control temporal), el cambio de la actitud negativa con respecto al sueño, la aclaración de las falsas creencias (terapia cognitiva) y promover una mejor higiene del descanso.

La TC es el tratamiento de primera línea en pacientes con insomnio primario con inadecuada higiene de sueño, y es útil como terapia adicional en los otros tipos de insomnio crónico. La TC se utiliza cuando hay dificultad para conciliar el sueño, múltiples despertares o despertar prematuro. Lo importante no es tanto el saber porqué el paciente se despierta, sino qué piensa y cómo se comporta el paciente una vez se despierta.

Con la Terapia de Comportamiento se busca cambiar aquellas conductas que son incompatibles con el sueño, es decir, aquellas que aumentan el despertar fisiológico y cognitivo, las costumbres que trastornan el ciclo sueño-vigilia y las creencias que pueden aumentar el insomnio.

En un intento por controlar el sueño, muchos pacientes adquieren comportamientos que tienden a perpetuar más que resolver su problema. El cambiar los hábitos no es una tarea fácil y el conocer simplemente las instrucciones para llevar a cabo estos cambios no producirá los resultados deseados. Por ello, se requiere de un seguimiento médico cercano que ayude a explorar los potenciales obstáculos que se puedan presentar en la implementación de esta terapia. Algunos tipos de TC se describen a continuación:

Higiene de sueño

Es importante resaltar que factores ambientales y de estilo de vida pueden llegar a afectar la calidad del dormir. Aunque una higiene de sueño inadecuada no es causa directa del insomnio, si puede agravarlo o contribuir a que se perpetúe. A continuación se enumeran algunas recomendaciones de higiene del sueño.

- El consumo de café o de té se debe restringir a las horas de la mañana o temprano en la tarde. Es frecuente encontrar en nuestro medio, que los pacientes ingieren café con leche en la noche como bebida acompañante de la cena y no caen en cuenta de que es una bebida que contiene cafeína. Lo mismo ocurre con algunas bebidas no alcohólicas, por ejemplo aquellas del tipo de las gaseosas colas.

- Se debe evitar el consumo de bebidas alcohólicas en momentos cercanos a la hora de acostarse, ya que el alcohol puede ayudar a inducir el sueño pero causa fragmentación significativa del mismo.

- El ejercicio fuerte en las horas de la noche puede causar mayor alertamiento. El ejercicio regular 5 a 6 horas antes de la hora de acostarse puede ser beneficioso en algunos pacientes.

*Es recomendable regularizar los horarios de las comidas al igual que el horario del ciclo sueño-vigilia.

*Realizar actividades relajantes una o dos horas antes de acostarse y desprenderse de las actividades laborales con frecuencia ayuda a disminuir el alertamiento previo a la hora de acostarse.

*El dormitorio debe cumplir, en lo posible, con algunas características que ayuden a conciliar el sueño, como que sea oscuro, silencioso y confortable.

*No mirar el reloj cuando se despierte durante la noche. Esta es una costumbre muy frecuente en este grupo de pacientes y lo que produce es mayor alertamiento y frustración.

*La educación con respecto a las normas de higiene del sueño es un componente necesario, aunque no suficiente, dentro del tratamiento del insomnio, y debe incorporarse en el plan del tratamiento global.

Terapia estímulo–control

La terapia estímulo-control es una técnica en la que se entrena al paciente para que reasocie la cama y la alcoba con un inicio rápido del sueño. Consiste en un conjunto de instrucciones diseñadas para eliminar comportamientos incompatibles con la inducción al sueño y para regular el horario sueño-vigilia. Las siguientes son las más importantes de estas instrucciones:

- Acostarse cuando se esté somnoliento.

- En lo posible, utilizar la cama solamente para dormir o para la actividad sexual.

- Levantarse de la cama si no se concilia el sueño después de un tiempo prudencial. Cuando se esté fuera del lecho, realizar actividades placenteras y relajantes. Volver sólo cuando se sienta somnoliento.

- Levantarse a la misma hora en la mañana, sin tener en cuenta el tiempo dormido la noche anterior.

- No tomar siestas, a menos que se esté acostumbrado y se tomen regularmente. En tal caso, procurar que la siesta no dure más de una hora.

Las instrucciones anteriores no son fáciles de seguir y por consiguiente es necesario tener en cuenta que no basta con conocerlas; es importante que el paciente entienda su importancia y que junto con su médico, identifique cuál o cuáles son las más indicadas para su caso particular. También es primordial tener claro que al seguir estas reglas no se evidenciará mejoría inmediata y que es probable que inicialmente haya empeoramiento transitorio del insomnio. Los resultados positivos se podrán comenzar a apreciar una a dos semanas después de haber iniciado las instrucciones.

La primera instrucción se basa en el hecho de que ir a la cama se debe relacionar con la sensación de somnolencia y no con la hora, lo que facilitará la conciliación del sueño. Con la instrucción de emplear el tiempo fuera del lecho en actividades placenteras se intenta disminuir los niveles de estrés y frustración por no poder dormir. El mantener un horario para levantarse en la mañana ayuda a mantener un ciclo sueño-vigilia más estable. Si el paciente presenta somnolencia diurna, la toma de una siesta corta en las horas tempranas de la tarde ayudará a propiciar una sensación de bienestar y no interfiere con el sueño en la noche.

Terapia de restricción del tiempo en la cama

Consiste en disminuir el tiempo total en la cama (TTC) únicamente al que el paciente duerme, con el propósito de consolidar el sueño. Por ejemplo, si un paciente sabe que duerme 5 horas pero permanece en la cama 8, el TTC se debe reducir a 5 horas. Una vez se consolide el sueño, podrá el paciente incrementar en forma gradual el TTC. No se recomienda restringirlo por debajo de 5 horas. Esto crea un estado de "falta" de sueño que lo que hace es promover su inicio más rápido y su consolidación.

La terapia de restricción ha mostrado ser muy efectiva y se ha visto que en algunas ocasiones ha arrojado resultados mejores que la terapia de estímulo-control.

Terapia de relajación

Los pacientes con insomnio presentan altos niveles de alertamiento tanto en la noche como durante el día. Los métodos de relajación deben ser realizados con la meta de reducir estos niveles y no tanto como un medio para inducir el sueño. A continuación se describen algunos de los métodos utilizados en relajación:

- La *relajación muscular progresiva* se lleva a cabo produciendo contracción y relajación de los músculos a lo largo de todo el cuerpo.

- El *biofeedback* es un método que se utiliza en relajación asistida por información visual o auditiva que indica al paciente si se ha obtenido relajación muscular adecuada. La relajación muscular y el biofeedback están dirigidos a disminuir la tensión muscular.

- El *entrenamiento de imaginación guiada* ayuda al paciente a imaginar vívidamente imágenes neutras o placenteras, lo que induce a un estado de relajación y desvía la atención de estímulos que provocan ansiedad y alertamiento (despertar cognitivo).

- Otro método de relajación se enfoca en el patrón respiratorio, que busca disminuir la frecuencia respiratoria y produce un estado de relajación. Es relativamente fácil de aprender e induce la relajación fácilmente.

En algunos estudios se ha visto que las técnicas de relajación son menos efectivas que la restricción del tiempo en cama y la terapia estímulo-control, y se sugiere que esta modalidad de tratamiento es menos efectiva en pacientes de edad.

Terapia cognitiva

Es frecuente que los pacientes con insomnio tengan ideas negativas previas con respecto al sueño. Por ejemplo, pueden predominar los pensamientos como "¡no me voy a poder dormir!", "debo dormirme rápido; de lo contrario mañana no voy a rendir adecuadamente", etcétera. Por supuesto, una mala noche puede llevar a que el día siguiente sea menos que óptimo para realizar las actividades, pero los pacientes con insomnio tienen la tendencia a amplificar y agravar las consecuencias del insomnio hasta el punto de convertirlas en una verdadera catástrofe.

La mayoría de los pacientes tienen creencias y actitudes erróneas con respecto al sueño. Muchos tienen la tendencia a atribuir todos sus fracasos a la falta de sueño. Otros tienden a describir siempre la peor noche. La creencia de que se debe dormir por lo menos 8 horas y mientras más sueño se logre se es más saludable, es muy frecuente.

La terapia cognitiva intenta reestructurar estos pensamientos y creencias negativas. La meta es identificar los problemas no causados por el insomnio y remplazar esos pensamientos negativos por unos más funcionales. Es decir, dejar de considerar al insomnio como una catástrofe.

Dentro de este grupo cabe incluir la terapia con intención paradójica. Este es un método que se ha utilizado desde hace varios años, en el que se busca persuadir al paciente para que se involucre en el comportamiento que más terror le produce, por ejemplo, estar despierto. La premisa de este tratamiento se basa en el hecho de que la ansiedad es una situación que impide el inicio del sueño. De tal forma que si el paciente deja de luchar por quedarse dormido y en cambio intenta permanecer despierto, la ansiedad se aliviará y el sueño llegará más fácil.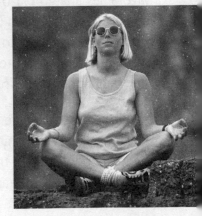

Hay otros métodos como el yoga o la meditación

que pueden ayudar a disminuir el estrés producido por el insomnio. El aceptar o tolerar momentos de insomnio puede reducir la frustración producida por la incapacidad de conciliar el sueño.

Como la mayoría de las intervenciones relacionadas con el comportamiento no son incompatibles entre sí, algunas de estas terapias pueden combinarse para mejorar el tratamiento. Los mejores resultados de intervenciones combinadas se han encontrado cuando la restricción del tiempo en cama y/o la terapia de estímulo-control se han integrado con otros métodos como la terapia cognitiva y la relajación.

Aunque la TC requiere de varias semanas para producir beneficios, la mejoría puede persistir por períodos prolongados. A pesar de los resultados favorables a largo plazo, estos deben ser analizados con cautela, ya que son pocos los estudios con seguimiento mayor a un año y algunos de estos estudios muestran debilitamiento considerable en la eficacia del tratamiento con el paso del tiempo.

La combinación de Terapia de Comportamiento y farmacológica con medicamentos inductores del sueño (hipnóticos) ha mostrado mayor beneficio a corto plazo que la utilización de cada una de ellas en forma independiente.

Aunque hay ventajas con la utilización combinada de las dos terapias, todavía no hay evidencia científica suficiente para poder establecer las indicaciones más apropiadas en la implementación de esta terapia integrada.

Tratamiento farmacológico

El tratamiento farmacológico del insomnio depende de la duración del trastorno y debe ser exclusivamente de manejo médico. El médico tratante del paciente con insomnio debe evaluar el tipo o los tipos de trastornos que el individuo presente con el fin de ajustar un tratamiento individual para cada caso. En estas ocasiones, actitudes como la automedicación y el abuso en la utilización de medicamentos pueden llevar a agravar la enfermedad y a ocasionar otras. La mayoría de estos medicamentos no son de venta libre y sólo deben expenderse con receta médica. Algunos estudios indican que cerca del 40% de los pacientes con insomnio utilizan bebidas alcohólicas o medicamentos de libre acceso para tratar de conciliar el sueño, a pesar de no haber suficiente información acerca de su seguridad y eficacia.

En el insomnio transitorio o agudo el uso de medicamentos hipnóticos (inductores del sueño) está justificado, ya que con ellos el insomnio podrá estar resuelto antes de que la terapia no farmacológica empiece a actuar. En algunas oportunidades la sola terapia no farmacológica es suficiente, especialmente en personas que prefieran no tomar medicamentos o que hayan presentado episodios previos de insomnio de corta duración que se hayan resuelto fácilmente.

La mayoría de los investigadores y especialistas coinciden en que los hipnóticos no deben ser utilizados como la única posibilidad de tratamiento para el insomnio crónico y que su utilidad es mayor cuando se prescriben como una terapia coadyuvante.

El tratamiento farmacológico y de comportamiento no se excluyen mutuamente y por el contrario, su uso combinado puede resultar en un mejor abordaje terapéutico para el insomnio persistente. Cuando sea posible, el tratamiento farmacológico deberá estar dirigido a la condición médica o psiquiátrica subyacente, si esta existe. Entre las condiciones que se prestan para un tratamiento específico se incluyen el insomnio secundario a depresión, a ansiedad, a la presencia de dolor, a la menopausia y al síndrome de piernas inquietas (SPI) del que se hablará más adelante.

El tratamiento de la condición o enfermedad primaria causante del insomnio habitualmente necesita de una ayuda suplementaria para el manejo del trastorno del sueño, que incluye intervención farmacológica y de las pautas de comportamiento. Se ha visto, por ejemplo, que en pacientes con depresión o ansiedad generalizada que frecuentemente se quejan de insomnio, el tratamiento de estas condiciones usualmente lleva a una mejoría del trastorno. Sin embargo, hay que tener en cuenta que el tratamiento exitoso de la depresión no necesariamente resulta en una solución del insomnio.

Diversos medicamentos han sido utilizados como agentes inductores del sueño, entre los que se debe destacar los siguientes:

Antihistamínicos

Son medicamentos que habitualmente se utilizan para el tratamiento farmacológico de enfermedades de tipo alérgico. Uno de los efectos colaterales de algunos de estos es la sedación. A pesar de que en la década de los noventa su utilización como agentes inductores del sueño tuvo gran auge, no hay evidencia clara que demuestre su eficacia como hipnóticos en pacientes con insomnio crónico.

Los antihistamínicos tienen algunos efectos secundarios que conviene conocer:

- Pueden producir mareos al levantarse luego de estar acostado o sentado, sequedad en la boca y visión borrosa.

- Sedación diurna. Es decir que sus efectos no necesariamente desaparecen luego de despertarse.

- Alteración cognitiva.

- Tolerancia. Este efecto secundario se refiere a la disminución en la eficacia del medicamento con la administración repetida de una dosis dada, lo que conduce a incrementar la dosis para lograr algún efecto.

Antidepresivos

Los antidepresivos, tal como lo sugiere su nombre, son drogas utilizadas para el tratamiento farmacológico de la depresión. A pesar de la escasa evidencia que soporte la eficacia de los antidepresivos para la cura del insomnio en pacientes no depresivos, estos medicamentos suelen utilizarse para este efecto con alguna frecuencia.

Los antihistamínicos y antidepresivos sedantes representan la clase de medicamentos con mayor incremento en su uso para el tratamiento del insomnio durante la década de los noventa.

Los medicamentos antidepresivos tienen también algunos efectos secundarios, dentro de los cuales se pueden mencionar:

- Mareos al levantarse luego de estar acostado o sentado, sequedad de la boca, visión borrosa, estreñimiento y en ocasiones dificultad para orinar.

- Sedación diurna.

- Alteración cognitiva.

- Tolerancia.

- Insomnio de rebote, es decir recaída de la enfermedad una vez retirado el medicamento.

- Aumento de peso.

Melatonina

La melatonina es una hormona producida por la glándula pineal, situada delante del cerebro. Se ha encontrado que la cantidad de ésta en la sangre está significativamente más baja en pacientes de edad con insomnio, que en aquellos con edad similar que no lo sufren.

Se ha visto que la melatonina tiene un efecto promotor en la inducción del sueño, pero que se circunscribe a esa etapa y no participa en el mantenimiento del sueño.

Antisicóticos

Los antisicóticos, como lo sugiere su nombre, son medicamentos utilizados en el tratamiento de algunas enfermedades psiquiátricas conocidas como psicosis. En general estos medicamentos no se deben utilizar para el manejo del insomnio, a menos que se utilicen para el tratamiento de un paciente agitado, que presente insomnio como parte o consecuencia de un estado sicótico o de delirio.

Los efectos secundarios asociados con el uso de antisicóticos sobrepasan cualquier beneficio posible en un paciente con insomnio sin psicosis. Inclusive el uso de dosis bajas no debe ser considerado, ya que no hay información suficiente acerca de su eficacia y seguridad.

Preparaciones herbales

Dentro de las preparaciones herbales, la más utilizada es la valeriana. Hay alguna evidencia que sugiere que la valeriana tiene un efecto hipnótico, pero no hay estudios que hayan demostrado en forma consistente su eficacia.

Otras preparaciones herbales que se dice tienen efecto hipnótico incluyen el ginseng, el kava-kava y la pasiflora, aunque tampoco hay estudios clínicos que demuestren su poder. Hay que tener precaución al utilizar estas preparaciones; por ejemplo el kava-kava puede multiplicar el efecto del alcohol y de sustancias depresoras del sistema nervioso; la pasiflora está contraindicada en mujeres embarazadas. Se ha reportado toxicidad de la valeriana para el hígado y el corazón. En general, estas preparaciones no están sometidas a los mismos estándares de pureza que las prescripciones médicas.

Benzodiazepinas (BZD)

En contraste con los antidepresivos y antihistamínicos sedantes, en la literatura médica hay amplia evidencia de la eficacia de las BZD como hipnóticos. Estas no sólo tienen acciones sedantes sino que también actúan sobre la memoria y las funciones cognitivas.

Las BZD y otros medicamentos denominados "agonistas de los receptores benzodiazepinicos no benzodiazepinas" (ARBNB) no solamente reducen el tiempo necesario para conciliar el sueño e incrementan el tiempo total del reposo; sino que también mejoran la precisión en la discriminación del paciente entre el sueño y la vigilia. Este efecto es muy importante si se tiene en cuenta que la mayoría de los insomnes tienden a sobreestimar el tiempo que demoran para dormirse y subestimar el tiempo total que duermen.

La mayoría de las BZD producen aumento del sueño superficial pero al mismo tiempo disminuyen el sueño profundo, que se considera es el estado relacionado con la sensación de "sueño reparador".

Aunque el riesgo de dependencia y tolerancia a los hipnóticos ha sido enfatizado por algunos, hay evidencia que muestra que el riesgo ha sido exagerado. No obstante, cuando el médico formula este tipo de medicamentos, debe utilizar la dosis efectiva más baja posible, prescribir el remedio por tiempo limitado y al retirarlo, hacerlo en forma gradual; utilizar un solo tipo de benzodiazepina, no usarlo durante el embarazo y estar siempre muy pendiente de sus efectos secundarios.

Los efectos secundarios más comúnmente asociados al uso de las BZD son:

- Sedación diurna.
- Amnesia anterógrada. Es la pérdida de la memoria después de haber tomado el medicamento. Es importante señalar que el insomnio por sí mismo puede estar asociado a amnesia anterógrada.

- Insomnio de rebote. Se caracteriza por empeoramiento del trastorno del sueño cuando se deja de tomar el medicamento de manera abrupta. El fenómeno de rebote frecuentemente se acompaña de ansiedad generalizada.

- Despertar prematuro en la madrugada.

- Tolerancia.

Agonistas de los receptores benzodiazepinicos no–BZD (ARBNB)

Las BZD y los ARBNB son los medicamentos más comúnmente prescritos como agentes hipnóticos. Estos últimos son medicamentos con estructuras diferentes a las BZD pero con mecanismos de acción similares.

Entre los efectos secundarios más frecuentemente asociados al uso de estos medicamentos se encuentran:

- Cefalea (o dolor de cabeza).

- Mareo.

- Somnolencia.

- Sabor amargo.

- Pesadillas.

- Agitación.

Es importante anotar nuevamente que el uso de medicamentos para el tratamiento del insomnio debe hacerse estrictamente bajo control médico, ya que las complicaciones relacionadas con su abuso y mala formulación pueden tener consecuencias graves.

Síndrome de piernas inquietas (SPI)

El síndrome de piernas inquietas, también conocido como el síndrome de Ekbom, es una condición que con frecuencia se asocia con el insomnio. Fue descrito hacia el final del siglo XVII por el anatomista Sir Thomas Willis.

Hacia 1940 Karl Ekbon, neurólogo sueco, describió con detalle este trastorno y acuñó el término síndrome de piernas inquietas (SPI).

Este trastorno se puede encontrar entre el 2,5 al 15% de la población general. Puede presentarse en cualquier edad, aún en la infancia, pero su frecuencia de presentación aumenta con la edad. Algunos estudios europeos han mostrado que el SPI se encuentra más en mujeres que en hombres. Se puede presentar durante el embarazo y con bastante frecuencia se ha observado en pacientes con enfermedades crónicas de los riñones.

Es posible que la enfermedad tenga alguna tendencia hereditaria, ya que se han visto antecedentes familiares en pacientes menores de 40 años. No obstante, en pacientes mayores de 50 no se han observado aquellos antecedentes.

 ## ¿Cuáles son las manifestaciones del SPI?

La característica más importante del Síndrome de Piernas Inquietas es la necesidad o urgencia irresistible de mover las piernas (acatisia). Esta necesidad se acompaña de una sensación que los pacientes describen como de presión, dolor o tensión muscular; otros la describen como si algo les estuviera caminando en las piernas. Los síntomas se pueden presentar también en las extremidades superiores o en el tronco y se desencadenan con el reposo (al sentarse o al acostarse). Entre más confortable esté el paciente, mayor es la posibilidad de que aparezca. El movimiento alivia los síntomas; sin embargo, si el paciente deja de mover las piernas, los síntomas reaparecen. Como medida alterna al movimiento, algunos pacientes se frotan las piernas o toman baños de agua fría o caliente.

Inicialmente el trastorno sigue un patrón cíclico presentándose en la noche o al acostarse; a medida que el síndrome progresa, los síntomas se pueden presentar en el día, pero persisten siendo más intensos en la noche.

Los pacientes con SPI se quejan de marcada dificultad para iniciar el sueño y de frecuentes despertares, lo que lleva a la privación crónica del sueño, que se traducirá en fatiga diurna, condición que seguramente interfiere con las actividades cotidianas.

El médico, para hacer el diagnóstico correcto y poder instaurar un tratamiento adecuado, se basa fundamentalmente en algunos criterios, los cuales se enumeran a continuación:

- Necesidad urgente de mover las piernas que se desencadena con el reposo, se alivia con el movimiento y se empeora en la noche.

- Movimientos involuntarios de las piernas durante la vigilia.

- MPP durante el sueño.

- Dificultad para iniciar el sueño.

- Historia familiar.

🔹 Aumento y agravamiento de las manifestaciones por la cafeína y algunos medicamentos denominados bloqueadores de la dopamina (la dopamina es una sustancia neurotransmisora).

🔹 Respuesta favorable al tratamiento con medicamentos que favorecen la acción de la dopamina.

Ahora bien, es importante no confundir el SPI con algunas otras situaciones con las que pudiera, eventualmente, compartir algunas de sus manifestaciones. Estas son:

🔹 Calambres nocturnos.

🔹 Neuropatía periférica (enfermedad de los nervios periféricos).

🔹 Enfermedad varicosa (várices en miembros inferiores).

🔹 Acatisia (urgencia por mover las piernas) inducida por algunas drogas.

🔹 Dolor en las piernas por artritis u otras condiciones.

🔹 Adoptar posiciones incómodas.

¿Cuál es la causa del SPI?

Aunque la causa del SPI es desconocida, a esta enfermedad se la ha asociado con la presencia de algunos desórdenes de las fibras nerviosas, aunque no se ha podido establecer una relación directa con estos.

En un alto porcentaje de pacientes con SPI se presenta una deficiencia de hierro.

Aproximadamente el 80% de los pacientes con SPI también pueden presentar otro trastorno denominado "síndrome de movimientos periódicos de las piernas" (MPP) el cual se caracteriza por la presencia de movimientos repetitivos y estereotipados de las piernas, que ocurren cada 20 a 90 segundos durante el sueño y pueden causar despertares. Cuando el paciente se encuentra recostado en la cama, se pueden presentar MPP, que junto con los síntomas del SPI hacen muy difícil que el paciente pueda conciliar el sueño.

El SPI puede coexistir con otras condiciones que causan dolor en las piernas como la artritis y algunas enfermedades de los nervios, factores que pueden agravar el cuadro de SPI.

¿Cuál es el tratamiento del SPI?

Algunas medidas no farmacológicas se han sugerido pueden aliviar los síntomas. Estas medidas incluyen: actividad física –como ejercicios de estiramiento antes de acostarse–, baños con agua caliente, evitar el consumo de cafeína, alcohol y nicotina.

El tratamiento farmacológico es sintomático, es decir, guiado fundamentalmente al manejo de las diferentes manifestaciones de la enfermedad. Debe ser indicado exclusivamente por un médico especialista de acuerdo con las características individuales de cada paciente. La automedicación puede resultar muy grave, ya que el consumo de algunos medicamentos (incluso de los que se utilizan a menudo para el tratamiento del insomnio) puede exacerbar las manifestaciones del SPI.

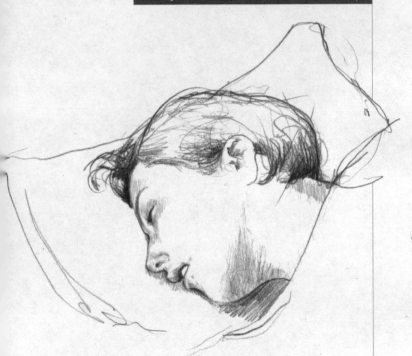

La somnolencia puede definirse como un estado fisiológico determinado por la necesidad de dormir, así como el hambre es una manifestación fisiológica determinada por la necesidad de buscar alimento.

La somnolencia diurna excesiva o hipersomnio, es una queja frecuente. Se puede definir como una condición subjetiva caracterizada por un deseo irresistible de dormir en circunstancias inapropiadas o no deseadas, en situaciones sedentarias e inclusive en circunstancias que exigen el máximo alertamiento, como por ejemplo conducir. Para considerarla como una enfermedad, la somnolencia debe persistir durante varias semanas o meses.

Según estudios realizados en Estados Unidos, el hipersomnio puede afectar entre el 0,5 y el 5% de la población general. Otros estudios realizados en Europa han mostrado que puede afectar hasta al 10%.

Las consecuencias derivadas de la somnolencia excesiva incluyen disminución en el rendimiento escolar y/o laboral, problemas de concentración y memoria, deterioro del estado de ánimo e irritabilidad. Se ha establecido que la somnolencia de cualquier causa aumenta el riesgo de accidentes vehiculares y de trabajo.

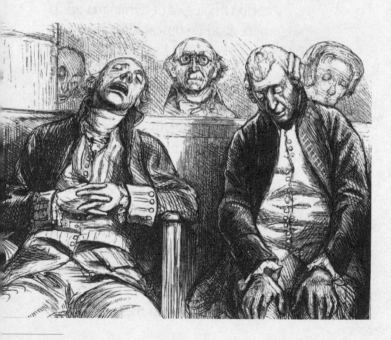

Con frecuencia las personas utilizan términos como fatiga o cansancio para describir la sensación de sueño, lo cual lleva a problemas semánticos y errores de interpretación. Los pacientes con somnolencia luchan por mantenerse despiertos y a pesar de los esfuerzos realizados terminan quedándose dormidos, mientras que aquellos que se quejan de fatiga no se duermen aún en situaciones monótonas.

¿Cómo valorar el grado de somnolencia?

Evaluar la somnolencia no suele ser algo fácil. De hecho, el médico frente a un paciente con somnolencia se enfrenta a un reto diagnóstico en el que debe valorar muchos aspectos.

No obstante, el responder a algunas preguntas puede ayudar a valorar el grado de somnolencia. Desde este punto de vista, el paciente deberá responderse, por ejemplo:

- ¿Toma siestas durante el día?

- ¿Se queda dormido al realizar actividades monótonas?

- ¿Cuánto tiempo demora en quedarse dormido al acostarse en la noche?

🔹 ¿Se ha quedado dormido alguna vez manejando o durante el trabajo?

🔹 ¿Está tomando medicamentos?

🔹 ¿Tiene que luchar para mantenerse despierto?

Mediante la interpretación de estas respuestas es factible establecer algunos grados de severidad de la somnolencia, así:

🔹 *Somnolencia leve:* puede estar limitada a situaciones sedentarias socialmente aceptadas como ver televisión o leer.

🔹 *Somnolencia moderada:* puede interferir con las actividades en el trabajo o con el conducir.

🔹 *Somnolencia severa:* se trata de aquella que se puede dar en situaciones como quedarse dormido durante una conversación o durante una relación sexual.

El reconocer la presencia de somnolencia varía. La mayoría de las personas que se enfrentan a una privación aguda de sueño reconocen fácilmente que están menos alertas y que pueden quedarse dormidos con facilidad. Por el contrario, sujetos con somnolencia crónica o que lleva mucho tiempo, no reconocen este estado y pueden incluso negar sentirse somnolientos.

Para cuantificar la presencia y relevancia del hipersomnio, se han desarrollado diversas pruebas y procedimientos, como por ejemplo las llamadas "medidas subjetivas", mediante las cuales se utilizan escalas basadas en la aplicación de encuestas que exploran diferentes aspectos de la somnolencia. Otras son las pruebas de ejecución en las que el individuo se somete a la aplicación de diferentes "tests" en los que se pueden medir el número de errores cometidos por el examinado o la velocidad de la respuesta ante un determinado estímulo, etcétera; otro tipo de pruebas de ejecución son las realizadas mediante el uso de simuladores de conducción de autos. Existen finalmente otros métodos para evaluar la somnolencia, que se denominan "procedimientos neurofisiológicos" en los que se miden, mediante diversas pruebas, respuestas fisiológicas relacionadas con la somnolencia o la ausencia de ella, como por ejemplo el tamaño de las pupilas o la presencia de determinados movimientos, etcétera.

¿Cuál es la causa del hipersomnio?

Antes de hablar de las causas, es importante decir que el hipersomnio más que una enfermedad es un síntoma, es decir una manifestación que puede acompañar a varios trastornos endocrinos y metabólicos. Además se puede presentar en enfermedades del sistema nervioso como tumores, hidrocefalia, encefalopatías y enfermedad de Alzheimer. Además, puede ser característico de trastornos psiquiátricos como la depresión.

Existen numerosos medicamentos que pueden producir hipersomnio; dentro de éstos están los inductores del sueño, los medicamentos para el tratamiento de la ansiedad, algunos antihistamínicos, algunos antidepresivos, antihipertensivos, anticonvulsivantes, y en algunas oportunidades los antiinflamatorios no esteroideos. Hay que tener en cuenta que hay diferencias individuales considerables en cuanto a la susceptibilidad a los medicamentos, de tal manera que para algunas personas algunos medicamentos pueden tener efectos que no se presentan en otras.

Sin embargo, con frecuencia la causa del hipersomnio se encuentra dentro de las anteriores. En tal caso, el paciente deberá ser estudiado para identificar algunos de los trastornos primarios del sueño como son: la narcolepsia, el

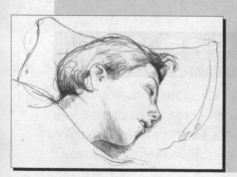

hipersomnio idiopático, los movimientos anormales relacionados con el sueño, el hipersomnio recurrente y las alteraciones respiratorias inducidas por el sueño. De ellos se tratará en adelante.

La narcolepsia

¿QUÉ ES LA NARCOLEPSIA?

La narcolepsia es un trastorno del sistema nervioso central caracterizado por la presencia de somnolencia diurna excesiva, cataplexia (pérdida súbita y transitoria de la fuerza muscular, usualmente como respuesta a un estímulo emocional), alucinaciones y parálisis del sueño. Los síntomas se

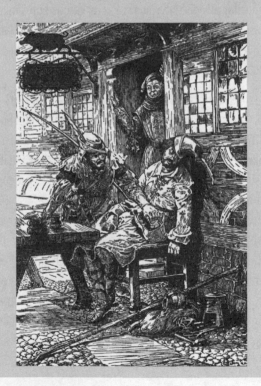

presentan de un momento a otro y comprometen el estado de conciencia, la percepción de sensaciones, el control de la motricidad y en general dependen de las emociones y de circunstancias situacionales.

A pesar de que los exámenes físico y mental de estos pacientes son normales, el impacto que la narcolepsia produce sobre la calidad de la vida es marcado. Los síntomas se presentan frecuentemente, pueden llegar a incapacitar al individuo y sus características son similares en las diferentes culturas. Los problemas psicosociales a los que estos pacientes se enfrentan son consecuencia directa de los síntomas.

Se estima que la narcolepsia afecta entre el 0,03 y el 0,05% de la población. No se han encontrado diferencias de frecuencia por género y su forma de presentación es similar en las diferentes etnias estudiadas. El inicio de los síntomas puede ocurrir a cualquier edad, aunque es raro que estos se presenten antes de los 6 años. En los estudios realizados se describen dos épocas de mayor presentación: en la pubertad y en la cuarta década de la vida. Los síntomas aparecen en forma gradual y, entre ellos, el que más predomina es el hipersomnio. Los otros se pueden presentar al mismo tiempo o aparecer meses o aún años después de iniciado el primero. La expectativa de vida no se afecta por esta condición.

¿CUÁL ES LA CAUSA DE LA NARCOLEPSIA?

Se considera que la expresión de la enfermedad depende de la interrelación entre factores genéticos y ambientales.

La mayoría de los casos de narcolepsia tienen presentación esporádica, pero se han visto casos de ocurrencia familiar. El riesgo de desarrollar narcolepsia o cataplexia en familiares de primer grado es del 1 al 2%. Los factores genéticos son insuficientes para explicar este trastorno, ya que la presentación familiar es muy baja.

Ahora bien, recientemente se han descubierto sustancias químicas producidas por el sistema nervioso que actúan regulando no sólo el apetito, sino también el sueño. Algunos estudios recientes han sugerido que un desequilibrio en la producción y utilización de dichas sustancias podría estar implicado en la causa de la enfermedad. Actualmente se trabaja mucho en tratar de dar con la causa de la enfermedad, para con base en esto, poder proponer un tratamiento efectivo.

¿CUÁLES SON LAS MANIFESTACIONES DE LA NARCOLEPSIA?

En la mayoría de los casos los síntomas se inician hacia los 20 años edad. El síntoma inicial más frecuente es el hipersomnio, aunque en algunas oportunidades la cataplexia, las alucinaciones o la parálisis de sueño pueden preceder a la aparición del hipersomnio. La narcolepsia persiste a lo largo de toda la vida, aunque en algunos casos puede tender a desaparecer.

Hipersomnio

Los pacientes se quejan de somnolencia persistente a lo largo de todo el día, la cual se hace más evidente en situaciones sedentarias como al leer o ver televisión, en la tarde, en ambientes cálidos o cuando van como pasajeros en algún vehículo. En algunas oportunidades la somnolencia se torna irresistible y lleva a episodios súbitos de sueño incontrolable en momentos inapropiados, como durante una conversación o al ir conduciendo. Esto ha llevado a denominar esos episodios como "ataques de sueño".

El hipersomnio por si mismo no solamente pone al paciente en mayor riesgo de tener accidentes sino que también produce efectos negativos sobre sus actividades familiares, laborales y académicas. Un bajo rendimiento escolar puede ser la primera manifestación de la enfermedad.

Algunos pacientes reportan períodos de una especie de comportamiento automático. Hay amnesia global o parcial de las actividades que se realizan durante estos períodos y si se requiere de alguna destreza se cometerán errores. Un ejemplo frecuente son las notas que se toman en clase y que al revisarlas posteriormente resultan ilegibles.

Cataplexia

El término cataplexia significa derrumbar. Este trastorno se presenta en cerca del 70% de los pacientes con narcolepsia y se caracteriza por pérdida súbita del tono muscular con preservación de la conciencia. El tono muscular es un estado normal de excitabilidad muscular producido por el sistema nervioso, que mantiene a los músculos con un grado leve de contracción, en lo que podría definirse como un estado intermedio entre la contracción y la relajación. La cataplexia en general tiene corta duración, es decir la mayoría de los episodios no sobrepasan los 2 minutos. Cuando los episodios son más prolongados se pueden acompañar de alucinaciones o de sueños.

La pérdida de la fuerza y del tono muscular puede ser parcial o general y puede comprometer a todos los músculos, excepto los respiratorios y los que mueven los ojos. Los más frecuentemente comprometidos son los de las extremidades inferiores y los de la cara y nuca, lo que puede desencadenar caídas, inclinación de la cabeza o dificultad para mantener la boca cerrada y aún para articular las palabras.

Los ataques pueden ocurrir desde varias veces en el día hasta ocasionalmente una vez al mes. Son provocados por las emociones y la más frecuente es la risa, aunque sentirse alegre, con ira o con temor también puede desencadenar los episodios. Los ataques también se pueden desencadenar como anticipación de las emociones, por ejemplo, al contar un chiste el paciente no es capaz de llegar al momento clave del mismo porque el ataque de cataplexia aparece antes de llegar a ese punto. Este fenómeno también se presenta en los deportes, en los que, en algunos momentos, se deben controlar las emociones antes de realizar una jugada vital, pero el paciente es incapaz de llevarla a cabo por la presentación prematura de la parálisis motora (cataplexia) desencadenada por la anticipación de las emociones.

Alucinaciones

Se describen como experiencias similares a las ensoñaciones que se presentan durante la transición de la vigilia al sueño o viceversa. Cuando ocurren al inicio del sueño se denominan hipnagógicas, y si se presentan al final, hipnopómpicas. Las alucinaciones más frecuentes son las auditivas (sonidos, palabras) o visuales (imágenes, colores), aunque también se han llegado a describir táctiles y hasta una sensación como de levitación. Durante el episodio las imágenes o sonidos se sienten como reales y muchas veces el paciente tiene que confrontar estos episodios con sus familiares para convencerse de la no realidad de los mismos. Las alucinaciones hipnagógicas se pueden presentar en forma aislada, es decir no relacionadas con la narcolepsia.

Parálisis del sueño

El término se refiere a la incapacidad para moverse durante el inicio del sueño o al despertar, mientras el paciente está despierto y conciente. Es, entonces, un fenómeno similar a la cataplexia pero sin un factor emocional que lo desencadene y puede llegar a durar hasta 10 minutos.

Puede presentarse en el 30% de la población general. En algunos casos hay historia familiar, en otros la parálisis del sueño se asocia con privación de sueño o ejercicio extenuante durante el día. El 40%

de los pacientes con narcolepsia pueden presentar este fenómeno. Los episodios se pueden acompañar de alucinaciones que pueden provocar marcada ansiedad.

Sueño fragmentado

La mayoría de los pacientes con narcolepsia se quejan de la presencia durante la noche de múltiples despertares espontáneos de duración variable y que fragmentan el sueño considerablemente. El tiempo total de sueño en las 24 horas no se ha aumentado; lo que ocurre es una distribución inapropiada e irregular del descanso a lo largo de las 24 horas con intrusiones durante el día y fragmentación del mismo en la noche.

Trastorno del comportamiento REM (TCR)

Cerca del 10% de los narcolépticos presentan TCR. El trastorno se presenta por pérdida de la atonía (falta de tono) muscular durante el sueño REM. El paciente exhibe actividad motora durante sus sueños que en algunas oportunidades puede ser violenta y terminar en trauma físico para el paciente mismo o para su pareja.

Algunos de los medicamentos que se utilizan en el tratamiento de la cataplexia pueden aumentar la posibilidad de episodios de TCR y de movimientos periódicos de las piernas.

¿Cuál es el tratamiento de la narcolepsia?

La cura de la narcolepsia debe mantenerse de por vida. Se recomienda el uso de medicamentos para el manejo de la somnolencia, la cataplexia y la disrupción del sueño. Junto con el tratamiento farmacológico se deben llevar a cabo cambios en los hábitos, apoyo al paciente y educación con relación a la enfermedad.

Tratamiento no farmacológico de la narcolepsia

El tratamiento farmacológico de la narcolepsia debe siempre acompañarse de normas de higiene de sueño, como mantener un horario adecuado. Se recomienda tomar siestas cortas de 10 a 20 minutos de duración a lo largo del día. El número de siestas y el momento adecuado para tomarlas dependen de las actividades de cada paciente. Los cambios en la dieta también pueden ser útiles, ya que muchos pacientes manifiestan que los síntomas empeoran después de ingerir comidas con alto contenido de harinas o azúcares (carbohidratos). Es recomendable abstenerse de tomar licor.

El paciente con narcolepsia debe ser advertido de los riesgos al manejar o realizar actividades peligrosas.

Tratamiento farmacológico de la narcolepsia

El manejo farmacológico de la narcolepsia debe ser instaurado y controlado por un médico especialista. Este, para tal efecto, prescribirá diversos tipos de medicamentos que serán escogidos de acuerdo a cada caso en especial.

El médico entonces formulará medicamentos para manejar el hipersomnio, como por ejemplo estimulantes del sistema nervioso central del tipo de las anfetaminas; medicamentos para el manejo de la cataplexia, dentro de los que se incluyen los antidepresivos y un medicamento indicado específicamente para tal fin, denominado oxibato sódico; y también drogas modificadoras del sueño nocturno, para reducir al máximo la fragmentación, que es la principal queja de los pacientes con narcolepsia. Como ya se indicó, estos medicamentos deben ser ordenados y manejados por el médico tratante, aunque en general se acepta que sus riesgos farmacológicos son aceptablemente bajos y, por el contrario, sus beneficios significativos.

Trastornos respiratorios durante el sueño

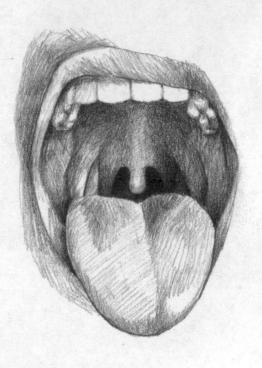

Los trastornos respiratorios relacionados con el sueño representan una causa frecuente y a menudo poco diagnosticada de somnolencia excesiva. Dentro de este grupo de trastornos se destacan aquellos relacionados con el incremento en la resistencia de la vía aérea alta, que conforman un conjunto de anormalidades respiratorias entre las que se que incluyen: el ronquido primario, el síndrome de resistencia de la vía aérea alta (SRVAA) y el síndrome de apnea-hipopnea obstructiva del sueño (SAHOS).

El ronquido y el SAHOS se considera representan los extremos opuestos de la cadena de los trastornos respiratorios durante el sueño.

Se ha identificado al ronquido como el precursor patológico temprano de condiciones clínicamente significativas como el SRVAA y el SAHOS.

Las vías respiratorias altas

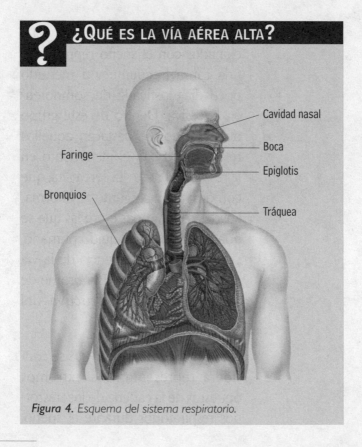

Figura 4. Esquema del sistema respiratorio.

El sistema respiratorio está relacionado con la función de tomar el oxígeno del aire y pasarlo a la sangre, al tiempo que de la sangre retira el CO_2 y lo expulsa hacia el exterior. Los órganos fundamentales de este sistema son los pulmones, ya que es allí donde se realiza el intercambio de los gases mencionados. Pero para que estos órganos puedan cumplir con su función, es necesario que existan algunos conductos denominados vías respiratorias a través de los que entra y sale de los pulmones el aire que se inspira y el que se espira. La porción superior de dichas vías se denomina vía respiratoria superior o vía aérea alta, constituida fundamentalmente por la boca, la nariz, la faringe, la laringe y la tráquea; mientras que las más inferiores se denominan vías respiratorias bajas o intratorácicas; estas son fundamentalmente los bronquios y sus divisiones.

La boca

La boca se encuentra en el comienzo de la vía digestiva y tiene una función importante en la digestión. Sin embargo, la boca también es parte del comienzo de la vía respiratoria. En el piso de la boca se encuentra la lengua y en el techo, el paladar. En su región anterior están los labios y en la posterior la abertura hacia la faringe.

El paladar tiene dos porciones que se denominan paladar duro y paladar blando. La primera se encuentra en la mayor parte de su región anterior y es dura porque en su interior se encuentra una estructura de hueso. La parte más posterior del paladar (también llamada "velo del paladar") no tiene estructura ósea y se encuentra "colgando" en la región posterior de la boca, justo hacia la entrada a la faringe (ver figura 5). Es allí en donde se encuentra, en la mitad, la úvula o campanilla, y hacia los lados, unas estructuras denominadas pilares del velo del paladar, que son dos a cada lado (anterior y posterior) entre los que está una fosa llamada fosa amigdalina, por encontrarse allí las amígdalas.

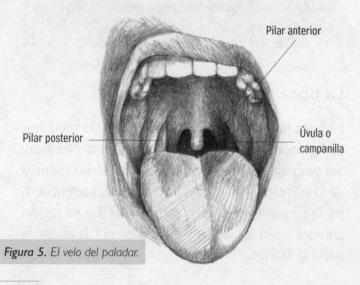

Pilar anterior

Pilar posterior

Úvula o campanilla

Figura 5. *El velo del paladar.*

Las fosas nasales

Por encima de la boca, separadas de aquella por el paladar, se encuentran las fosas nasales. Esto quiere decir que mientras el paladar constituye el techo de la boca, al tiempo constituye el piso de las fosas nasales.

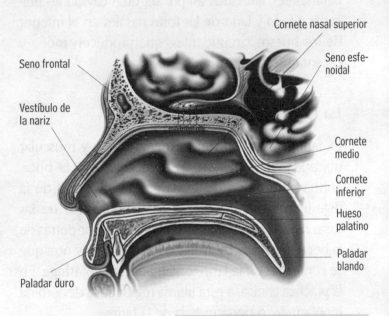

Figura 6. *Vista lateral de la fosa nasal.*

Se trata de un par de corredores ubicados entre la nariz que está por delante y unas aberturas posteriores llamadas coanas que comunican con la faringe y que están separadas por el tabique de las fosas nasales, el cual se encuentra en medio de las dos. En la pared lateral de cada fosa nasal se encuentran unas estructuras sobresalientes denominadas cornetes o conchas (tres a cada lado, ver figura 6), debajo de las cuales desembocan los conductos de drenaje de los senos paranasales, llamados así por ser unas cavidades ubicadas a lado y lado de las fosas nasales en el interior de los huesos circundantes, que producen moco y calientan el aire inspirado.

La faringe

La faringe es un conducto membranoso y muscular ubicado por detrás de las fosas nasales y la boca. Forma parte tanto de la vía aérea alta como de la digestiva. Tiene tres partes; una por detrás de las fosas nasales, llamada nasofaringe; otra por detrás de la boca, llamada orofaringe o bucofaringe; y otra que se continúa con la laringe, llamada laringofaringe. En la práctica clínica, a esta última región se la denomina hipofaringe, o porción baja de la faringe.

Laringe

El aire que ha entrado por la nariz y por la boca, pasa por la faringe y continúa hacia la laringe. Esta es una estructura constituida por cartílagos, que tiene forma de embudo, que comienza en la hipofaringe y termina en el comienzo de la tráquea. En su interior se encuentra una abertura denominada glotis, que comunica con la tráquea. Allí en la glotis se encuentran las cuerdas vocales que, cuando el aire las hace vibrar, produce los sonidos. Uno de los cartílagos de la laringe se denomina epiglotis y se mueve tapando o destapando la glotis según si se trata de respirar o de deglutir ("pasar" los alimentos).

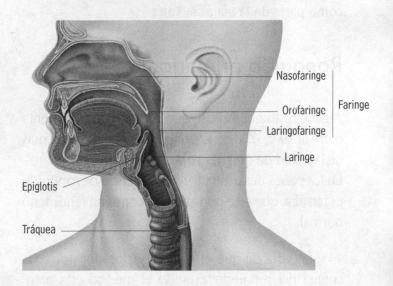

Figura 7. Vista frontal de la faringe y la laringe.

La tráquea

A continuación de la laringe se encuentra la tráquea. Este es un conducto que comienza en el cuello y termina en el interior del tórax, en medio de los dos pulmones, cuando se divide en dos ramificaciones llamadas bronquios (derecho e izquierdo) que van cada uno a un pulmón.

La tráquea está constituida por una serie de anillos de cartílago unidos los unos a los otros por músculos. Su porción superior se puede considerar como parte de la vía aérea alta.

Ronquido primario

Algunos estudios indican que el ronquido se presenta entre el 19 y 37% de la población general y que más de la mitad de quienes roncan son adultos hombres. En los países desarrollados la frecuencia de ronquido es tan alta, que este podría verse como un fenómeno normal.

En vista de que el paciente roncador no se da cuenta del ronquido, cuando el médico está atendiéndolo debe incluir en su cuestionario preguntas dirigidas a la pareja o el familiar cercano.

El ronquido es causado por la vibración de los tejidos blandos de la vía aérea alta como el paladar blando y los pilares posteriores. Es la manifestación de una obstrucción parcial de la vía aérea alta que produce aumento en la resistencia al flujo del aire. El ronquido primario se describe como el ronquido que no afecta la continuidad del sueño, ni se acompaña de periodos de falta de respiración. Los pacientes no reportan una queja específica relacionada con el sueño como insomnio o hipersomnio.

Con frecuencia el ronquido afecta el sueño de la pareja o de aquellos que duermen en proximidad al paciente y en muchas oportunidades no es el paciente sino los afectados por el ruido quienes llevan al paciente a la consulta.

¿Cómo se diagnostica el ronquido primario?

Antes de iniciar el tratamiento se requiere de un diagnóstico apropiado, ya que el ronquido simple puede que esté lejos de ser simple y corresponda en realidad a un trastorno respiratorio durante el sueño.

Ya se explicó antes que con frecuencia el diagnóstico comienza en la entrevista que el médico hace no sólo al paciente, sino también a su pareja o a sus allegados. Debe además hacer un examen exhaustivo de la vía aérea alta que incluya las fosas nasales, el velo del paladar, la orofaringe, la hipofaringe y la laringe, para tratar de identificar defectos o alteraciones en esas estructuras.

¿CUÁL ES EL TRATAMIENTO DEL RONQUIDO PRIMARIO?

El decidir si se requiere tratamiento para el ronquido depende del impacto que este síntoma tenga sobre la salud. Hasta el momento no hay datos concluyentes que permitan definir el impacto que el ronquido produce sobre la salud. No obstante, este es un tema de bastante estudio por parte de los científicos en la actualidad. En un estudio reciente se muestra cómo el ronquido habitual por sí mismo, en ausencia de SAHOS, es un factor de riesgo para desarrollar cefalea (dolor de cabeza) crónica diaria.

Si el ronquido llega a afectar la calidad del sueño de la pareja, entonces se hace necesario ofrecer un tratamiento efectivo para esta condición.

En pacientes con anormalidades anatómicas obvias, como hipertrofia de las adenoides y amígdalas, hipertrofia de los cornetes, desviación del tabique y otras anomalías nasales, se recomienda tratamiento quirúrgico inicialmente con la meta de mejorar la vía aérea alta y con un efecto potencial secundario sobre el ronquido. Por el contrario, en pacientes que no presentan una anormalidad anatómica obvia, el tratamiento quirúrgico, si se establece, estará dirigido a mejorar el ronquido.

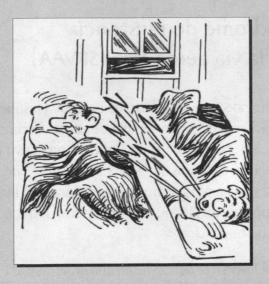

No obstante lo anterior, el rango de opciones de tratamiento es amplio, desde la terapia de posición como colocar una bola de tenis en un bolsillo cosido en la parte posterior de la pijama para evitar que el paciente duerma boca arriba, posición en la que hay mayor posibilidad de obstrucción de la vía aérea; el uso de aparatos dentales que llevan la mandíbula hacia delante; y una gama opciones quirúrgicas dentro de las que se destacan las que se realizan para corregir la forma el tamaño y la situación tanto de la úvula como del paladar y la faringe y que en general, tienen buenos resultados.

Síndrome de resistencia de la vía aérea alta (SRVAA)

El término SRVAA se utiliza para describir un subgrupo de pacientes con hipersomnio de causa desconocida en quienes se encontró un aumento repetitivo en la resistencia de la vía aérea alta al paso del aire, que se presenta junto con una disminución en el flujo de aire por la nariz, sin que tengan episodios francos de falta de respiración.

El SRVAA se define como una enfermedad caracterizada por somnolencia excesiva crónica, ronquido fuerte y habitual, sin episodios de falta de respiración, pero con fragmentación significativa del sueño.

El SRVAA se presenta por igual en ambos sexos y frecuentemente con promedio de edad de 37,5 años. El hipersomnio se presenta como resultado directo de los despertares repetitivos. Otra consecuencia importante derivada de este síndrome es la presencia de hipertensión arterial.

Se ha relacionado además con otras enfermedades en las que se ha descrito un importante componente emocional como síndrome de fatiga crónica, fibromialgia, colon irritable, cefalea vascular tensional y síndrome de la articulación temporomandibular.

¿Cómo se diagnostica el SRVAA?

El estudio del polisomnograma es esencial para confirmar el diagnóstico. Con el, es posible establecer los periodos de falta o de disminución de las respiraciones, los despertares y la subsecuente fragmentación del sueño y el esfuerzo aumentado que el paciente hace para respirar.

Recientemente ha comenzado a utilizarse una prueba en la que por medio del uso de cánulas nasales conectadas a un aparato que mide la presión, se pueden detectar los cambios producidos por el esfuerzo que el paciente hace para respirar.

¿Cuál es el tratamiento del SRVAA?

El tratamiento más eficaz para esta condición es el uso de un dispositivo denominado de presión positiva aérea continua (CPAP por su sigla en inglés) que como su nombre lo sugiere, aporta al paciente una cantidad continua de aire, a una presión positiva y continua. Este dispositivo, aunque es efectivo para el manejo de este síndrome, tiene el problema de no ser bien tolerado por los pacientes debido a su incomodidad.

No existe evidencia de que algunos tratamientos quirúrgicos sean eficaces para el tratamiento del SRVAA.

Síndrome de apnea-hipopnea obstructiva del sueño (SAHOS)

El término "apnea" significa falta de respiración; un episodio de apnea es un periodo de tiempo en el que la persona no respira. "Hipopnea" significa disminución de la respiración aunque no en la cantidad de respiraciones en un determinado periodo de tiempo, sino más bien disminución de la "profundidad" de las respiraciones.

El síndrome de apnea-hipopnea obstructiva del sueño es una condición clínica que afecta entre el 2 y el 4% de la población general. Se caracteriza por episodios repetitivos de obstrucción de la vía aérea alta que ocurren durante el sueño y como resultado se producen episodios de apnea. Estos episodios generalmente llevan a consecuencias que desencadenan despertares que a su vez producen un aumento en la acción de los músculos dilatadores de la vía aérea alta, lo que elimina o disminuye la obstrucción.

Debido al poco conocimiento que existe sobre esta entidad entre médicos y el público en general, solo un pequeño porcentaje de los pacientes con esta patología son diagnosticados y tratados adecuadamente.

¿CUÁL ES LA CAUSA DEL SAHOS?

El colapso (obstrucción) parcial o total de la vía aérea superior durante el sueño es la alteración fundamental de este síndrome y se puede presentar en uno o varios niveles, siendo la orofaringe el sitio más frecuente. Como resultado de la apnea se producen disminución de la cantidad de oxígeno en la sangre (hipoxemia) y aumento en ésta del CO_2 (hipercapnia) progresivamente, hasta que se desencadena un despertar y se restablece la permeabilidad de la vía aérea alta. El paciente retorna al sueño y esta secuencia de eventos se repite a lo largo de toda la noche, resultando en una marcada fragmentación del sueño (ver gráfica 2).

Los episodios de apneas por lo general son más prolongados durante el sueño REM debido a la hipotonía (disminución del tono muscular) generalizada que caracteriza a este estado del sueño.

El diámetro de la vía aérea superior esta determinado por los tejidos blandos y las estructuras óseas que la rodean. Los pacientes con SAHOS suelen ser obesos y presentar engrosamiento anormal de los tejidos blandos de la pared de la faringe y del volumen de la lengua, lo que produce estrechez de la vía aérea alta. Los pacientes no obesos tienen usualmente aumento de tamaño de las amígdalas o anomalías del cráneo y de la cara que predisponen a la obstrucción de la vía aérea.

El SAHOS ha sido identificado como común en ciertas familias y este fenómeno no se explica por la presencia de obesidad exclusivamente. Ciertas características del cráneo y de la cara o anomalías en el control de la respiración pueden ser la causa en los casos de apnea familiar.

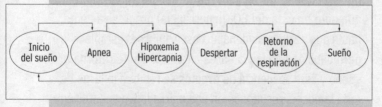

Gráfica 2. Círculo vicioso en el SAHOS.

¿CUÁLES SON LAS MANIFESTACIONES DEL SAHOS?

El estrechamiento de la vía aérea alta durante el sueño desencadena un ronquido que usualmente es fuerte y se presenta casi todas las noches. En la mayoría de los pacientes el ronquido antecede el desarrollo del SAHOS durante varios años.

Otro síntoma muy frecuente que presentan los pacientes con SAHOS es somnolencia excesiva durante el día y se piensa es secundaria a la fragmentación del sueño desencadenada por los episodios apnéicos y a la consecuente disminución del sueño profundo. Sin embargo, a este síntoma a menudo no se le da mucha importancia, debido a que se presenta durante un largo periodo de tiempo y el paciente termina modificando su estilo de vida poco a poco para compensarlo. Los pacientes pueden quedarse dormidos en momentos y situaciones inapropiados. Varios estudios han mostrado que conductores de vehículos que padecen SAHOS presentan entre 2 a 7 veces más accidentes que los conductores que no lo padecen.

El dolor de cabeza en las mañanas (cefalea matinal) probablemente es causado por aumento del diámetro de los vasos sanguíneos en el cerebro (vasodilatación cerebral) inducido por el aumento de la cantidad de CO_2 en la sangre (hipercapnia).

Otras manifestaciones del SAHOS son somnolencia, fatiga, irritabilidad y los cambios de personalidad. Otras alteraciones que se encuentran en pacientes con SAHOS severo son: dificultades intelectuales generales, deficiencia en el alertamiento y en la concentración, alteraciones en la memoria y en las funciones de ejecución (solución de problemas).

Los hallazgos más frecuentemente encontrados en el examen físico son: retracción de la mandíbula, lengua grande, amígdalas aumentadas de tamaño, úvula alargada y aumentada de tamaño, índice de masa corporal (que es una medida de la obesidad del individuo) elevado, hipertensión arterial y diámetro del cuello aumentado.

Los jóvenes de raza negra tienen mayor riesgo de presentar SAHOS más severo y el diagnóstico se hace más temprano en ellos, en comparación con grupos de pacientes de raza blanca.

¿Cuáles son las consecuencias del SAHOS?

Los pacientes con SAHOS tienen un riesgo mayor de presentar diversas enfermedades cardiovasculares, como por ejemplo hipertensión arterial, infarto cardiaco, enfermedades cerebrovasculares y otras.

La presencia de hipertensión arterial es mayor en pacientes con SAHOS; además se ha encontrado que los pacientes hipertensos presentan una mayor incidencia de SAHOS, lo que sugiere que esta y la hipertensión arterial podrían tener causas comunes.

Se ha encontrado que los pacientes que tienen SAHOS pueden presentar con mayor frecuencia problemas en el ritmo del corazón (arritmias cardiacas) en los que está aumentada o disminuida la frecuencia cardiaca. Se han encontrado incluso pacientes en los que se registran episodios de asistolia, es decir que el corazón se "para" transitoriamente en la noche, durante los periodos de apnea o falta de respiración. Estos trastornos mejoran bastante cuando se instaura el tratamiento para el SAHOS.

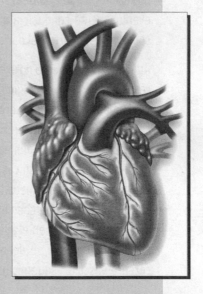

Los pacientes con SAHOS pueden tener anomalías en la estructura del corazón como, por ejemplo, aumento del tamaño de las cavidades cardiacas, que se presentan como resultado de la misma enfermedad y que pueden llevar a que el corazón se vuelva insuficiente. Al igual que en el caso de las arritmias, estas anomalías pueden experimentar mejoría notable cuando se trata el SAHOS.

Las consecuencias cardiacas arriba descritas en caso de no recibir ningún tipo de tratamiento pueden agravarse y eventualmente conducir a que se presenten infartos del corazón y la muerte del paciente.

Aunque en el momento no existan evidencias conclusivas al respecto, se han visto algunas relaciones entre el SAHOS y la llamada enfermedad cerebro-vascular. La enfermedad cerebro-vascular hace referencia a la disminución o a la ausencia de riego sanguíneo en el encéfalo y puede deberse a la ruptura de un vaso sanguíneo, lo cual produce una hemorragia (enfermedad cerebro-vascular hemorrágica); o su obstrucción, caso en el cual se produce una disminución o una falta en el aporte de oxígeno en las células del encéfalo, lo que se denomina isquemia (enfermedad cerebro-vascular isquémica).

¿CUÁL ES EL TRATAMIENTO DEL SAHOS?

Existen diversas estrategias para el tratamiento del SAHOS: por comportamiento, médicas y quirúrgicas. La decisión sobre el tipo de tratamiento que se prescribe debe fundamentarse en el impacto que produce el trastorno del sueño sobre la actividad diurna, el funcionamiento del corazón y de los pulmones y lo que el paciente espera ganar con el tratamiento.

Tratamiento por comportamiento

Inicialmente, todos los pacientes con SAHOS deben recibir consejería sobre los efectos positivos de la terapia y sobre los riesgos de no iniciar tratamiento.

Deben eliminarse los factores que incrementan la severidad de la obstrucción de la vía aérea, tales como la ingesta de alcohol, el uso de la nicotina, los sedantes y los inductores del sueño, la privación de sueño y la obesidad. El alcohol reduce en forma selectiva el tono muscular de la vía aérea superior, lo que agrava el trastorno respiratorio durante el sueño. Los fumadores presentan cuatro a cinco veces mayor riesgo en comparación con los no fumadores de presentar SAHOS moderado.

En pacientes obesos, la reducción de peso con medidas médicas o quirúrgicas puede disminuir en forma significativa la severidad del trastorno. Existen estudios en los que se muestra que, por ejemplo, una disminución en el 10% del peso se asocia con una reducción en el 26% de la posibilidad de presentar apneas e hipopneas.

En algunos pacientes la frecuencia de los eventos apnéicos es sustancialmente mayor cuando duermen boca arriba que cuando lo hacen de lado. Ahora bien, el dormir con la cabeza y el tronco elevados a unos 30 grados de la horizontal disminuye la cantidad de apneas, y algunos datos sugieren que la elevación de la cabeza es más efectiva en la estabilización de la vía aérea alta que la posición de lado.

Se han ideado diferentes métodos para que el paciente mantenga la posición de lado al dormir, tales como: el uso de una alarma cuando el paciente permanece boca arriba por más de 15 segundos, o el uso de una bola de tenis o de softball, que se coloca en un bolsillo cosido en la parte posterior de la pijama. Estas medidas pueden ser consideradas en pacientes con SAHOS leve que está relacionado con la posición.

Tratamiento medico

Medicamentos. Aunque se han utilizado diversos tipos de medicamentos para el tratamiento del SAHOS, una revisión sistemática reciente de agentes farmacológicos en el tratamiento concluye que con los datos actuales no se puede recomendar el uso de ninguno de ellos específicamente como alternativa de manejo médico.

En algunos pacientes se ha encontrado una relación entre el SAHOS y una deficiente producción de hormona por parte de la glándula tiroides (hipotiroidismo); se ha constatado que puede haber mejoría en estos pacientes cuando se les administra la hormona.

En otros pacientes se ha encontrado que sufren de algunas enfermedades otorrinolaringológicas, razón por la cual en estos casos específicos debe llevarse a cabo una valoración por el respectivo especialista con el objeto de que trate y maneje su condición asociada. Dicho tratamiento puede resultar benéfico para estos pacientes.

En algunos casos, y dependiendo de la evaluación médica, el tratamiento del SAHOS consistirá en la aplicación de oxígeno durante la noche.

Dispositivos de presión positiva continua de la vía aérea (CPAP). La terapia con presión positiva continua de la vía aérea (CPAP: *continuous positive airway pressure*) fue descrita por primera vez en 1981. Es la principal herramienta terapéutica para el manejo de los pacientes con SAHOS. Estos dispositivos consisten en un generador de un flujo de aire que se conecta al paciente a través de una mascara nasal o buco-nasal. Esto permite que la vía aérea se encuentre abierta en forma permanente, eliminando las apneas y el ronquido. Los primeros CPAPs eran pesados (15-20 lbs) y ruidosos, por el contrario los equipos de última generación son más livianos (3-6 lbs), más silenciosos y sofisticados.

Últimamente han sido producidos y lanzados al mercado dispositivos denominados APAP (auto-CPAP) que responden a la presencia (o ausencia) de eventos respiratorios (ronquido, apneas-hipopneas, limitación del flujo) ajustando la presión positiva automáticamente.

🔖 *Dispositivos orales.* Los dispositivos orales se clasifican en dos categorías: los que retienen la lengua hacia adelante y los que avanzan la mandíbula. Los dispositivos orales pueden mejorar la permeabilidad de la vía aérea porque aumentan su diámetro y porque evitan que se colapse. En general, los dispositivos orales son fáciles de usar, de transportar y tienen una baja frecuencia de complicaciones. Entre los efectos secundarios más frecuentes reportados por pacientes que han utilizado los dispositivos por varios meses hasta 5 años se describen: aumento de la producción de saliva, dolor, molestias dentarias, caries y cambios en la oclusión que en algunos casos puede llevar a que se dejen de usar.

🔖 **Tratamiento quirúrgico**. Antes de llevar a cabo cualquier procedimiento quirúrgico se debe realizar una evaluación global y especializada de la cara y del cuello del paciente por parte de un equipo multidisciplinario.

A continuación se enumeran los principales procedimientos quirúrgicos propuestos para el tratamiento del SAHOS.

🔖 *Traqueostomía*: consiste en la apertura por medio de cirugía de una comunicación de la traquea con el exterior, en la región del cuello. La disponibilidad del CPAP, ha disminuido la necesidad de recurrir a intervenciones quirúrgicas como la traqueostomia. Este es un procedimiento que cada vez se utiliza menos y se reserva solo para un pequeño grupo de pacientes que tienen un SAHOS muy severo que no ha podido resolverse con las medidas anteriormente descritas. La traqueostomía tiene muchos efectos secundarios y puede ser asiento de diversas complicaciones.

Cirugía nasal: La obstrucción nasal ha sido implicada como una causa favorecedora del SAHOS, ya que al estar obstruida la nariz, puede aumentar la respiración bucal, aumentando la posibilidad de obstrucción de la vía aérea superior. La obstrucción nasal también disminuye la efectividad del CPAP. La intervención quirúrgica se indica en aquellos pacientes que tienen aumento de tamaño de los cornetes y en los que tienen desviaciones del tabique nasal.

Cirugía orofaríngea: La cirugía para modificar la vía aérea superior, aunque es menos desfigurante que la traqueostomia, tiene resultados muy variables. El procedimiento mas comúnmente realizado se denomina uvulopalatofaringoplastia (UPFP), que consiste en cortar una porción del velo del paladar y la úvula, de parte de la pared faríngea lateral y de las amígdalas (si están presentes). En general el éxito de la UPFP en pacientes con SAHOS es menor del 50%.

Cirugía maxilofacial: Una variedad de procedimientos quirúrgicos existen para tratar obstrucciones ubicadas en la base de la lengua o por debajo de ella, todos tendientes a aumentar la luz de la vía aérea alta.

La cirugía es una alternativa para aquellos pacientes que no toleren el CPAP. La selección del procedimiento quirúrgico se debe determinar basándose en la anatomía de la vía aérea, la severidad del SAHOS, la experiencia del cirujano, el estado médico y el deseo y preferencia del paciente.

Otros síndromes que causan hipersomnio

Síndrome del sueño insuficiente (SSI)

La causa mas frecuente de somnolencia diurna es el SSI, el cual puede ocurrir por mala higiene de sueño o por privación voluntaria o social del sueño. Para cumplir con las actividades laborales o escolares y con las responsabilidades familiares, muchas personas disminuyen el tiempo total de sueño, lo que contribuye al desarrollo del SSI.

La principal queja es somnolencia en las horas de la tarde o después de las comidas. Los pacientes pueden presentar además irritabilidad, dificultad en la concentración, depresión, fatiga y trastornos gastrointestinales. Al despertar en la mañana algunos reportan sensación de confusión y dificultad para levantarse. Usualmente el sueño es más prolongado los fines de semana o en los días libres. La mayoría de estos pacientes asumen que algún grado de somnolencia durante el día es normal y no la reconocen como un problema y por consiguiente no acuden al médico.

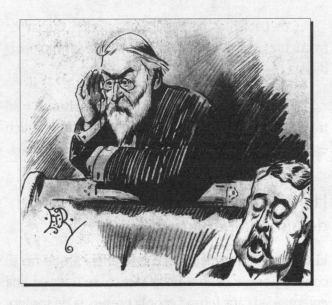

Para diagnosticar la presencia de sueño insuficiente puede ser útil llevar un diario de sueño, el cual guiará al médico en su manejo.

Síndrome de movimientos periódicos de las piernas (SMPP)

El SMPP se caracteriza por la presencia de movimientos involuntarios repetitivos, periódicos y estereotipados de las extremidades, usualmente las piernas y en ocasiones en los brazos, que se presentan durante el sueño y pueden o no desencadenar despertares.

Los pacientes con SMPP se pueden quejar de frecuentes despertares en la noche o de somnolencia diurna.

La causa del SMPP no se conoce del todo y su tratamiento debe ser adelantado por un médico especialista.

Hipersomnio idiopático del sistema nervioso central

El término "idiopático" hace referencia a que no se conoce porqué ocurre. En este caso, se trata de una enfermedad caracterizada por la presencia de somnolencia diurna excesiva, a pesar de dormir la cantidad de horas adecuada.

Sus síntomas incluyen hipersomnio, sueño nocturno prolongado y toma de siestas que no son reparadoras. Algunos pacientes se quejan también de dificultad para levantarse en la mañana y después de las siestas, con sensación de embotamiento que puede durar de minutos a horas.

Su tratamiento se basa en la modificación del estilo de vida y en el uso de estimulantes del sistema nervioso central.

Hipersomnio postraumático

Se presenta como resultado de un trauma sobre el sistema nervioso central. El trauma puede ser secundario a un golpe o a un procedimiento quirúrgico. Se manifiesta usualmente inmediatamente después del trauma y la resolución del cuadro puede tomar varias semanas o meses. El hipersomnio se acompaña de dolor de cabeza, trastornos de la memoria y fatigabilidad.

Se debe descartar la posibilidad de un evento epiléptico como causa del síntoma. No hay tratamiento específico para esta condición.

Síndrome de Kleine-Levine

Esta enfermedad lleva ése nombre debido a que quienes primero la describieron fueron dos científicos llamados Willi Kleine y Max Levine.

Se trata de episodios de hipersomnio acompañados de aumento del consumo de alimentos (hiperfagia), agresividad e hipersexualidad que se presentan con predominio en adolescentes varones. También puede presentarse en mujeres, aunque con menor frecuencia. Los síntomas acompañantes como la hiperfagia e hipersexualidad no se presentan en todos los casos. Los episodios de hipersomnio pueden durar días a semanas, pero usualmente duran de 4 a 7 días; durante dichos períodos, los individuos duermen hasta 18 horas al día y se encuentran somnolientos, confusos e irritables el resto del tiempo.

Los períodos en los cuales los pacientes no tienen manifestaciones de la enfermedad pueden durar de semanas a meses, y durante los mismos pueden no presentar signos ni síntomas de enfermedad mental o de alguna alteración orgánica. El hipersomnio tiende a disminuir con el paso de los años.

El tratamiento debe ser médico y en general se han visto buenos resultados con el uso de medicamentos estimulantes.

Hipersomnio relacionado con el ciclo menstrual

Otro tipo es el que se asocia con los ciclos menstruales. Se caracteriza por hipersomnio que está temporalmente relacionado con la menstruación. El ciclo sueño-vigilia es normal antes y después de la menstruación y en algunos casos se presentan ansiedad y depresión. La causa de esta enfermedad no esta establecida, pero se supone que puede estar relacionada con problemas en la regulación hormonal durante estos ciclos. Los tratamientos médicos, que tienden a mejorar la regulación hormonal de los ciclos menstruales han demostrado ser efectivos.

Estupor recurrente idiopático

Este otro tipo de hipersomnio, ha sido descrito más frecuentemente en hombres en la tercera o cuarta década de la vida, quienes presentan episodios de estupor que pueden durar de horas hasta varios días, con mejoría espontánea, sin que se evidencie causa clara que explique su origen.

Se han involucrado varias posibles causas como intoxicaciones, infecciones de sistema nervioso, enfermedades vasculares cerebrales o trastornos metabólicos. Su tratamiento es médico y para él se han utilizado algunos medicamentos denominados antagonistas de las benzodiazepinas.

Los parasomnios

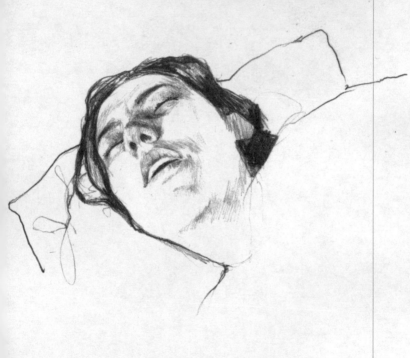

Los parasomnios son trastornos del sueño en los que se presentan fenómenos físicos o mentales no deseados. Dichos trastornos ocurren principalmente o de manera exclusiva durante el sueño, en sus etapas o durante despertares transitorios. Aunque pueden ser muy diferentes en su presentación, comparten muchas de sus características.

Sus manifestaciones aparecen pronto en la infancia y se van transformando gradualmente, hasta desaparecer espontáneamente en la mayoría de los casos. Pueden aparecer de manera súbita gradual y su frecuencia de presentación puede ir de un episodio ocasional, hasta eventos que se presentan todas las noches.

Una característica general es que las personas afectadas no presentan enfermedades médicas o psiquiátricas importantes durante la vigilia y su comportamiento extraño, que en ocasiones puede llegar a ser violento, solamente se expresa durante el sueño.

Durante mucho tiempo se atribuyó a los parasomnios una causa de origen psiquiátrico, pero estudios recientes clínicos y polisomnográficos han podido establecer que están constituidos por un grupo muy variado de condiciones, la mayoría de las cuales no corresponde a una manifestación de trastorno psiquiátrico.

Desórdenes del despertar

Los parasomnios más comunes son los llamados desórdenes del despertar (DDD). Se presentan en el 4% de los adultos y hasta en el 17% de la población infantil. Estos trastornos se definen por un despertar incompleto a partir del sueño NREM, más frecuentemente a partir del sueño profundo. En este grupo se incluyen:

- El sonambulismo.
- El despertar con confusión y
- Los terrores nocturnos.

Estas tres condiciones se clasifican juntas porque se supone que tienen una causa y un desarrollo comunes, formando una cadena de sucesos continuos. Los pacientes con estos trasntornos muestran comportamientos usualmente asociados con la vigilia pero permanecen dormidos.

❓ ¿QUÉ OCURRE EN LOS DDD?

La hipótesis con mayor aceptación con respecto a lo que ocurre en los DDD se relaciona con alteraciones en la activación de la corteza cerebral que generan el despertar y que están asociadas a una sincronización anormal del sueño profundo.

El sueño de los pacientes con DDD es fragmentado por la presencia de frecuentes microdespertares que ocurren durante el sueño profundo. Estas interrupciones frecuentes impiden la continuidad en el sueño profundo y pueden desencadenar los episodios de parasomnios. Se ha descrito que el sonambulismo y los terrores nocturnos se presentan más frecuentemente en niños con SAHOS que en niños normales, por lo que se cree que los eventos respiratorios podrían ser los responsables del sueño fragmentado en los pacientes con parasomnios.

Los despertares con confusión parecen tener una fuerte tendencia familiar. En el caso del sonambulismo, entre el 20 y el 33% de los pacientes tienen antecedentes familiares. Cuando ambos padres tienen antecedentes familiares de sonambulismo, el 60% de los hijos presentará este trastorno, mientras que si solo uno de los padres tiene estos antecedentes, dicho porcentaje baja a 45%.

En cuanto a los terrores nocturnos, cerca del 96% de los pacientes tienen antecedentes familiares positivos entre sus parientes del primer al tercer grado de consanguinidad.

 ## ¿CUÁLES SON LAS MANIFESTACIONES DE LOS DDD?

Como ya se mencionó, las tres entidades que hacen parte de este grupo forman una cadena de eventos continuos, en la que los despertares con confusión se encuentran en el extremo más leve y los terrores nocturnos en el de mayor severidad.

Sin embargo, como el grado de las manifestaciones varía entre las distintas personas y entre los distintos episodios, puede ocurrir que exista una gran superposición entre dichas manifestaciones y que la presencia de uno de estos desordenes predisponga a la aparición de los otros dos.

Las principales características de los DDD son las siguientes:

- Ocurren durante el sueño profundo.

- Suelen ocurrir en el primer tercio de la noche (cuando se presenta la mayor cantidad de sueño profundo).

- No suelen ocurrir durante las siestas.

- Se presentan predominantemente en la infancia, ya que los niños tienen predominio del sueño profundo.

- Normalmente no se recuerdan y solamente se tiene sensación vaga de que algo ocurrió durante el sueño.

Sonambulismo

Las personas con sonambulismo, durante el sueño, llevan a cabo actividades automáticas que varían en su complejidad, desde levantarse de la cama y caminar, hasta comer, cocinar, desasegurar la puerta, vestirse, orinar e incluso abandonar la casa.

El sonambulismo puede presentarse de manera calmada o agitada y no es raro que un sonámbulo tenga episodios de las dos clases. La mayoría de los sonámbulos tienen los ojos abiertos durante la ejecución de las tareas e incluso pueden guiarse visualmente para evitar obstáculos en su camino, lo cual no significa que estén concientes; de hecho es difícil despertar al paciente en este estado y algunos pueden reaccionar con agitación y violencia cuando se intenta despertarlos.

No obstante, son falsas ciertas creencias populares en las que se cree que si se despierta al sonámbulo este se volverá loco o que está actuando sus sueños. Los episodios suelen durar entre pocos minutos y media hora. Una de las complicaciones más serias que se presentan durante un episodio de sonambulismo es la posibilidad de tropezar, rodarse por las escaleras o en fin, tener accidentes que puede llevar a producir traumas de consideración.

El sonambulismo ocurre con mayor frecuencia en la infancia, especialmente entre los 4 y los 11 años de edad. Los episodios de sonambulismo suelen ser aislados pero pueden volverse muy frecuentes. En la medida en que el afectado crece, los episodios suelen disminuir en forma paulatina hasta llegar a no presentarse o a presentarse muy poco en la edad adulta. Esto no quiere decir que el sonambulismo no ocurra ni se inicie en la edad adulta. El desorden puede presentarse hasta en un 30% de pacientes con migraña y puede acentuarse con el consumo de algunos medicamentos.

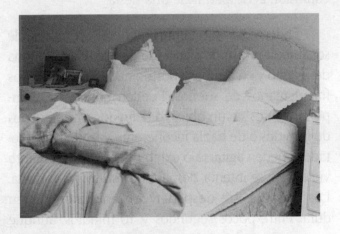

Una variante del sonambulismo es el trastorno alimenticio asociado al sueño, en el que el paciente se levanta durante la noche e ingiere alimentos con alto contenido calórico pero no tiene memoria del evento.

Despertar con confusión

Este trastorno también se conoce como "borrachera del sueño", consiste en episodios de confusión, len-

titud mental, alteración de los sentidos y desorienta-
ción cuando el paciente se despierta, bien sea de un
período regular de sueño (especialmente de sueño
profundo en la primera parte de la noche) o en la
mañana. Algunas personan refieren episodios de
confusión al despertar de una siesta.

El despertar con confusión no se acompaña de
sonambulismo ni de signos de pánico. Hay amnesia
del evento y en algunas oportunidades hay recuerdos
fragmentarios de sueños. Pueden observarse comportamientos sin un objetivo definido, acompañados
de gemidos o de habla incoherente y lenta. Los afectados pueden agitarse o exhibir un comportamiento
violento si se intenta despertarlos en forma forzada.
Los episodios de despertar con confusión suelen
durar entre pocos segundos y 10 minutos, aunque
eventualmente, pueden tener varias horas de duración. Los episodios ocurren principalmente en la
infancia y pueden afectar a casi todos los niños antes
de los 5 años, edad a partir de la cual su frecuencia
disminuye, aunque entre el 2% y el 4% de los adultos
pueden persistir esporádicamente.

Los despertares con confusión en general no
tienen ninguna consecuencia en la vida del afectado.
No obstante, existen algunas variantes que sí pueden
tener efectos indeseables su desempeño laboral, social

o en su salud. En una de estas variantes el paciente puede exhibir durante el despertar un comportamiento sexual que puede ir desde la masturbación hasta el asalto sexual al compañero de cama. Finalmente, en algunos pacientes los episodios se presentan al despertar en la mañana y se acompañan de disminución en la capacidad de raciocinio y de alerta por algunas horas, con efectos adversos sobre el desempeño social o laboral.

Terrores nocturnos

También conocidos como pavores nocturnos, son los más dramáticos desórdenes del despertar. Los episodios consisten en despertares súbitos, acompañados de gritos y signos de pánico como sudoración, pupilas dilatadas, taquicardia y aumento de la respiración (hiperventilación). El afectado puede sentarse o pararse en la cama y pedir ayuda. Aunque la mayoría de los pacientes no suele tener comportamientos complejos, algunos pueden correr despavoridos y causarse daño a sí mismos o a otras personas. Incluso se ha visto que en muchos casos pueden abandonar sus casas durante los episodios. Igual que en el sonambulismo, a pesar de que la persona tenga los ojos abiertos y grite, no es conciente de lo que está ocurriendo, por lo que puede, por ejemplo, no reconocer a sus padres a pesar de estar llamándolos para que lo ayuden. Generalmente hay amnesia del episodio. Es muy difícil despertar a los afectados de terrores nocturnos, incluso algunos pueden ponerse agresivos cuando se intenta calmarlos. Una vez pasa el episodio, el afectado vuelve a quedarse dormido.

Este desorden se presenta más entre los 4 y los 10 años, edad en que puede presentarse hasta en el 6,5% de los niños. La frecuencia de los terrores nocturnos suele ir disminuyendo durante el crecimiento, aunque hay descritos casos con inicio en la vida adulta.

Cómo diferenciar los DDD?

Aunque con base en las características descritas podrían diagnosticarse los diferentes desórdenes del despertar, en ocasiones éstos pueden confundirse entre sí o con otras enfermedades.

Así por ejemplo, los terrores nocturnos deben diferenciarse de las pesadillas, las cuales se presentan durante el sueño REM, por lo que suelen ocurrir en la segunda mitad de la noche y en ellas el paciente no exhibe un comportamiento tan complejo ni tan severo como en los terrores nocturnos y si se despierta al paciente, este recordará vívidamente la pesadilla y estará lúcido.

Los trastornos del despertar se diferencian de las convulsiones, ya que son menos estereotipados y se presentan en el primer tercio de la noche, mientras que las convulsiones lo pueden hacer a lo largo de toda la noche.

Existe una condición denominada "síndrome de estrés post-traumático" que ocurre después de un trauma psicológico importante. En cualquier estado del sueño se pueden presentar movimientos y golpes repetitivos de la cabeza, pesadillas y episodios de recuerdos vívidos del trauma (*flashback*).

Los DDD pueden aparecer en la vida adulta o reaparecer en personas que los habían sufrido de niños. Generalmente se trata de adultos sanos tanto física como mentalmente. Sin embargo, algunos casos pueden ser secundarios a una patología médica o psiquiátrica.

¿Existen factores precipitantes de los DDD?

Es importante que la persona afectada con DDD tenga presentes algunos de los factores que pueden precipitar los episodios. Unos actúan aumentando el sueño profundo, otros interfieren con los mecanismos de alertamiento y para otros se desconoce el mecanismo por el cual exacerban los DDD.

Dentro de los principales factores precipitantes de los DDD se encuentran:

- La privación de sueño.
- El consumo de algunos medicamentos.
- La fiebre.
- El estrés emocional.
- El embarazo.
- La menstruación.

¿Cuál es el tratamiento de los DDD?

Como ya se explicó antes, estos desórdenes tienen mayor ocurrencia durante la infancia, su manifestación disminuye con el paso de los años y por lo general no tienen ninguna implicación de enfermedades orgánicas o psiquiátricas presentes o futuras. Por otro lado, siempre es importante tener en cuenta los factores precipitantes ya enumerados.

Teniendo en cuenta lo anterior, la educación al afectado y a su familia sobre los DDD es una de las dos medidas del tratamiento que se deben tener en cuenta.

La otra medida se relaciona con las recomendaciones para evitar traumas físicos. La importancia de estas medidas es evidente si se considera que el sonambulismo y los terrores nocturnos son causa de más de la mitad de las lesiones físicas que ocurren durante el sueño en los adultos y que se ha reportado un caso de asesinato durante un episodio de sonambulismo.

Las siguientes son las principales medidas de seguridad para las personas con DDD:

- Dormir en un primer piso.
- Mantener aseguradas las puertas y las ventanas.
- Poner alarmas o una campana en la puerta.
- Remover objetos cortopunzantes del cuarto y juguetes del suelo.
- Colocar barreras en las escaleras.
- Mantener una luz prendida en el cuarto.
- Si hay comportamiento violento es conveniente que el compañero duerma en otra cama.

Como la mayoría de los episodios de sonambulismo y de terrores nocturnos ocurren por lo general 60 a 120 minutos después de quedarse dormido, un tratamiento específico y efectivo en muchos casos es despertar al niño una media hora antes de que se presente el ataque, por ejemplo para que vaya a al baño y luego se vuelva a acostar. De esta forma se puede evitar la aparición de los episodios.

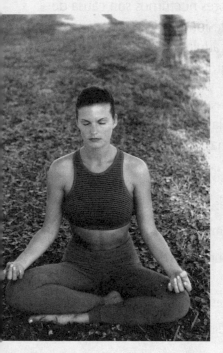

Algunos especialistas recomiendan la toma de siestas cortas en el día, realizar actividades relajantes antes de acostarse y evitar la ingesta de líquidos después de la cena.

Cuando los episodios se presenten casi todas las noches o haya riesgo o antecedentes de accidentes, el tratamiento farmacológico está indicado. Los medicamentos más utilizados para tal fin son las benzodiazepinas. Usualmente estos medicamentos se prescriben por 6 meses y luego se descontinúan gradualmente.

A los pacientes que después de este tratamiento continúan con las manifestaciones o a los que no desean tomar medicamentos, el especialista les puede recomendar otras medidas no farmacológicas como la psicoterapia, la relajación progresiva o la hipnosis. Se han descrito, además, tratamientos exitosos con acupuntura y hierbas medicinales.

Trastornos de la transición sueño-vigilia

Los trastornos de la transición del sueño a la vigilia también se presentan durante la transición de la vigilia al sueño. En general, estos ocurren en personas sanas y por consiguiente se pueden considerar como eventos normales, salvo en aquellas circunstancias en las que la frecuencia de presentación o la severidad lleguen a causar disrupción del sueño del paciente o de los familiares.

Movimientos rítmicos

Consisten en movimientos repetitivos, estereotipados y rítmicos de la cabeza (*jactatio capitis*) o del cuerpo (*jactatio corporis*) que se presentan al inicio, pero también pueden ocurrir en cualquier estado del sueño. Se manifiestan como movimientos de golpeteo de la cabeza sobre la almohada cuando la persona está acostada boca arriba (o boca abajo) o de balanceo del cuerpo hacia adelante y hacia atrás al apoyarse sobre las manos y las rodillas.

Si la cabeza se golpea en forma repetida sobre la baranda de la cama o contra la pared, pueden llegar a presentare lesiones. En ocasiones los movimientos se acompañan de alguna clase de vocalización. En la mayoría de los afectados, este trastorno no produce manifestaciones diurnas. Ocurre más frecuentemente en la infancia y desaparece espontáneamente. En algunos casos los movimientos rítmicos se han visto asociados a autismo, a retardo mental o a trastornos psiquiátricos.

Usualmente para el especialista diagnosticar este trastorno es relativamente fácil debido a las manifestaciones clínicas, pero en ocasiones la historia puede sugerir la posibilidad de crisis convulsivas, particularmente en pacientes que sufran de retardo mental o de epilepsia. Si la descripción de las manifestaciones no es clara o si la sospecha de epilepsia es alta, algunos exámenes complementarios como la filmación del paciente mientras duerme o el polisomnograma pueden ser de útiles.

Ya que el trastorno suele desaparecer espontáneamente, no se requiere tratamiento para los movimientos rítmicos. Hay, eso sí, que proteger la cama o la cuna con almohadas para ayudar a evitar traumas de consideración.

Brincos hípnicos

Los brincos hípnicos –también llamados mioclonías hípnicas– consisten en contracciones, súbitas, breves y únicas de las extremidades, principalmente las piernas, que se presentan en la transición de la vigilia al sueño y pueden llegar a interferir con el inicio del sueño.

Las personas lo refieren como si se estuvieran cayendo. En ocasiones el movimiento se acompaña de ensoñaciones fragmentadas y de vocalizaciones.

A pesar de ser un fenómeno muy común entre la población general, su causa no se conoce. Los brincos hípnicos se pueden acentuar después de actividad física intensa, de ingerir cafeína o con el estrés.

Se han descrito también, "brincos hípnicos sensoriales", en los que no hay manifestaciones motoras, pero sí sensaciones como rayos de luz o sonidos fuertes y hasta explosivos.

Los brincos hípnicos son normales y en la mayoría de las veces no se requiere de tratamiento, salvo en algunos casos que pueden llegar a ser tan severos que terminen en dificultad para iniciar el sueño. En estos últimos se recomienda evitar los factores que los acentúan, terapia de relajación y en algunas ocasiones terapia farmacológica.

Somniloquio

Este es también un fenómeno común que se presenta en todos los grupos de edad. Consiste en la vocalización de palabras, que generalmente son ininteligibles; sin embargo, algunas personas pueden construir frases y en casos extremos el paciente puede llegar a gritar. Cerca del 10% de los niños habla durante el sueño casi todas las noches. No hay recuerdo del contenido de lo que se vocaliza aún si se despierta a la persona casi inmediatamente. En sujetos políglotas se pueden presentar episodios de somniloquio en varios idiomas.

En las personas con predisposición al somniloquio, los episodios pueden ser precipitados por la privación de sueño, el estrés, la fiebre y los despertares producidos por los cambios de posición. El somniloquio se puede asociar con otros parasomnios como las pesadillas, los terrores nocturnos, el despertar con confusión y el sonambulismo.

En la mayoría de los casos no se requieren estudios complementarios ni tratamiento.

Calambres nocturnos

Los calambres nocturnos afectan cerca del 15% de la población y son más comunes en personas de edad. El calambre corresponde a una contracción muscular dolorosa que usualmente compromete los músculos de la pierna o del pie y se acompaña de endurecimiento muscular. El calambre puede durar de pocos segundos a varios minutos y los esfuerzos por estirar los músculos con la extensión del pie pueden aliviar el calambre. Se han señalado algunos factores que predisponen su aparición, tales como el ejercicio intenso durante el día, trastornos electrolíticos, el embarazo, la diabetes, el uso de nicotina y el consumo de cafeína.

Se ha descrito una clase de la enfermedad que se presenta en forma familiar, es decir que varios miembros de una familia la manifiestan, indistintamente de su grado de consanguinidad, y se sospecha que trastornos en el metabolismo del calcio pueden contribuir a la presentación clínica. Los calambres nocturnos se presentan con mayor frecuencia en personas con trastornos electrolíticos, diabetes, enfermedades de los nervios periféricos y otras.

El tratamiento debe tener en cuenta las posibles causas de los calambres.

Parasomnios relacionados con el sueño REM

Los parasomnios también pueden presentarse durante el sueño REM. En la mayoría de los casos las manifestaciones son muy diferentes a las descritas anteriormente. A continuación se describen los principales.

Las pesadillas

Las pesadillas son sueños vívidos y terroríficos que usualmente despiertan a la persona a partir del sueño REM. Generalmente al despertar de una pesadilla, el soñador puede describir con detalle el contenido de la misma, está completamente orientado y en algunas oportunidades se presenta dificultad para conciliar el sueño de nuevo. Ocurren con mayor frecuencia en el último tercio de la noche, cuando los episodios de sueño REM son más prolongados. Las pesadillas se pueden presentar a cualquier edad y afectan por igual ambos géneros, aunque en la edad adulta las mujeres las presentan con mayor frecuencia.

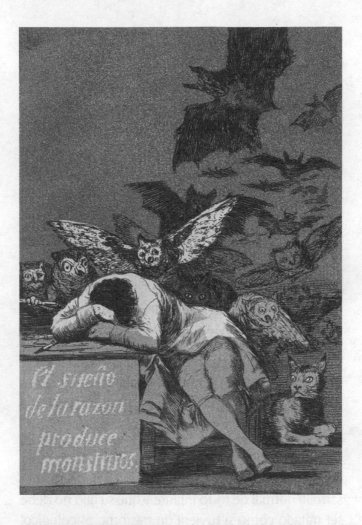

Figura 9. El sueño de la razón produce monstruos. *Francisco de Goya. El arte con frecuencia se ha inspirado en las pesadillas para sus representaciones.*

Se calcula que entre el 5 y el 8% de la población general sufre de pesadillas. Cerca del 30% de los niños entre los 5 y los 12 años las tienen.

Hay factores que predisponen a las pesadillas, como el uso de algunos medicamentos, la suspensión de drogas que causan rebote del sueño REM y algunas condiciones médicas o psiquiátricas. El estrés, por ejemplo, es una condición que se relaciona con la presentación ocasional de éstas. En los niños la fiebre puede precipitar pesadillas.

La mayoría de las personas que sufre de pesadillas no tiene antecedentes psiquiátricos de importancia; sin embargo, los factores psicológicos son causa frecuente de pesadillas crónicas.

El tratamiento para contrarrestarlas va dirigido inicialmente a corregir la condición médica o psiquiátrica que las esté originando, si este es el caso, al igual que a ajustar los medicamentos que se estén utilizando.

Los padres de niños con pesadillas deben tener en cuenta que estos fenómenos hacen parte del desarrollo normal de todo infante y que su hijo no debe ser tratado como si tuviera un trastorno psicológico. El evitar la exposición a experiencias potencialmente traumáticas, como algunos programas de televisión, puede ser de ayuda.

Para el tratamiento de las pesadillas con presentación crónica no relacionadas con una condición médica o psiquiátrica, se sugiere la intervención con terapia de comportamiento, la hipnosis y otras técnicas. Eventualmente se requiere de tratamiento farmacológico, el cual debe ser recomendado por el especialista.

Alucinaciones hipnogógicas

Los pacientes con alucinaciones hipnogógicas (del griego *hipno*: sueño y *agogos*: inducido) describen imágenes recurrentes terroríficas al momento de conciliar el sueño. Las alucinaciones también pueden ser o hipnopómpicas (*pompe*: acto de enviar) es decir, al despertar. Estos eventos se pueden asociar con gritos, sensación de susto o espanto. Hay memoria de los eventos y recuerdo de las imágenes. Son experimentadas por sujetos normales y se presentan más frecuentemente asociadas a la privación del sueño. La parálisis del sueño y las alucinaciones hipnopómpicas se pueden presentar simultáneamente.

Parálisis del sueño

La parálisis del sueño es una inhabilidad para moverse y hablar que se presenta durante la transición del sueño a la vigilia. Se pueden presentar al mismo tiempo imágenes visuales, sensación de dificultad respiratoria, de muerte inminente o de persecución.

Estos episodios pueden durar pocos segundos a varios minutos y desaparecen cuando alguien toca al paciente o por movimientos voluntarios de los ojos. La mayoría de los casos se presentan en forma aislada, otros tienen historia familiar, otros se presentan asociados a narcolepsia, a horario irregular o privación del sueño.

El consumo de algunos medicamentos como los utilizados en el tratamiento de la ansiedad puede aumentar la frecuencia de presentación de la parálisis del sueño. Predomina en la adolescencia aunque se puede presentar a cualquier edad.

En ocasiones se requiere de tratamiento farmacológico, utilizándose medicamentos que disminuyen el sueño REM.

Trastorno del comportamiento REM (TCR)

El TCR se caracteriza por la aparición de actividad motora asociada con oneirismo, que consiste en la capacidad de "actuar" los sueños. Esta actividad puede incluir brincos, puños, patadas, saltar fuera de la cama, hablar y gritar y pueden llegar a producir lesiones físicas en el paciente o en su pareja. Los pacientes tienen recuerdo vívido de su sueño, que se correlaciona con el comportamiento observado por la pareja. Los eventos tienden a ocurrir más frecuentemente en la segunda mitad de la noche, cuando predomina el sueño REM, pero de hecho se pueden presentar en cualquier momento en el que se entre en el tipo de sueño REM.

Los episodios son variables en duración, desde varios segundos hasta minutos. Los pacientes no tienen un comportamiento anormal durante los sueños cotidianos, mas bien el trastorno se presenta en aquellos sueños en los que se involucra confrontación, agresión y violencia.

La mayoría de los casos se inician en la edad adulta, entre los 50 a 60 años de edad, aunque también se ha descrito en niños. Este trastorno es más frecuente en hombres que en mujeres. El TCR tiende a persistir en forma crónica y no se experimenta desaparición espontánea.

En más de la mitad de los pacientes no se puede establecer la causa. En algunos casos se ha relacionado con algunas lesiones neurológicas.

Se ha descrito una alta frecuencia de enfermedad de Parkinson dentro del grupo de pacientes con TCR y algunos estudios sugieren que puede ser la manifestación inicial de la enfermedad de Parkinson.

El Trastorno de Comportamiento REM puede ser inducido o agravado por la ingestión de algunos medicamentos y también se han encontrado casos relacionados con síndrome de abstinencia por alcohol y con el retiro de benzodiazepinas.

Tratamiento del TRC

El tratamiento del TRC debe ser instaurado por un profesional especialista. El medicamento que generalmente se utiliza se denomina clonazepam.

Paro sinusal relacionado con el sueño REM

Se trata de episodios de asistolia, es decir de paro cardiaco, hasta de 9 segundos de duración, que se presentan con el movimiento ocular durante el sueño REM.

Esta es una enfermedad de la cual se desconoce su causa. Suele presentarse en personas jóvenes, sin síntomas cardíacos. Los estudios cardiológicos son normales.

Dado que se conoce muy poco de esta enfermedad, no hay una recomendación clara respecto al tratamiento. A veces, cuando los episodios son muy prolongados, es necesaria la implantación de un marcapasos.

Erecciones dolorosas relacionadas con el sueño REM

Esta es una condición que se caracteriza por la presencia de erecciones dolorosas durante el sueño REM. Se presenta más frecuentemente en adultos jóvenes o en personas de edad. Las erecciones diurnas no se acompañan de dolor. Generalmente no se encuentra ninguna enfermedad en el pene. Al parecer esta condición tiende a empeorar. No hay ningún tratamiento para esta condición.

Otros parasomnios

Los otros parasomnios corresponden a un grupo heterogéneo de desórdenes que se presentan durante el sueño, pero no se relacionan con algún estado de sueño en particular, ni con la transición sueño-vigilia. A continuación se mencionan algunas las entidades que pertenecen a este grupo.

Bruxismo nocturno

Es un parasomnio muy frecuente y consiste en movimientos estereotipados, rítmicos y sostenidos de los músculos de la masticación que se acompañan de un ruido rechinante producido por el roce de las piezas dentarias.

La severidad varía de una noche a otra. Puede ocurrir a cualquier edad y no hay preferencia de sexo. Se presenta frecuentemente entre el 5 al 20% de la población general, siendo mayor su frecuencia en niños.

Entre los afectados del bruxismo, para el 5 al 10% de ellos se acompaña de dolor muscular y de la cara o de daño dentario, que son los motivos de consulta más frecuentes. Otra causa por la cual estas personas consultan al médico es el ruido rechinante que afecta el sueño de la pareja.

Los síntomas de esta afección suelen aumentar durante los períodos de estrés. Existe una variante diurna, pero en esta las fuerzas que se ejercen sobre los músculos y estructuras dentarias son diferentes y no causan tantos síntomas ni daños a las estructuras bucales.

Se ha demostrado que hasta el 60% de los adultos presentan durante el sueño movimientos rítmicos de la mandíbula, por lo que esto puede ser considerado un fenómeno normal. Solo una minoría de estas personas tiene en realidad bruxismo.

Aunque su causa se desconoce, parece haber un componente genético, ya que se ha demostrado que entre 20 y 50% de los pacientes que lo sufren tienen antecedentes familiares. Los hijos de pacientes con bruxismo tienen mayor riesgo de presentarlo.

Inicialmente se le dio una gran importancia a la mala oclusión y a las anomalías anatómicas bucales en el origen del bruxismo, pero más tarde se ha demostrado que estas no son más comunes en pacientes que lo sufren que en persona sanas. Se ha propuesto también que es un desorden del movimiento, como el temblor o "mal de San Vito". No obstante, esta teoría tampoco se ha podido comprobar.

Lo que si es reconocido es que el estrés agrava los episodios de bruxismo sin que esta sea su causa directa, y se ha establecido que estos pacientes no presentan problemas psicológicos con mayor frecuencia que la población general. El bruxismo se ha asociado con otras manifestaciones motoras, como movimiento periódico de las piernas y el síndrome de apnea obstructiva del sueño.

Un caso especial de bruxismo es el que se encuentra en pacientes con retardo mental; en ellos, esta condición se presenta hasta en el 50%.

TRATAMIENTO DEL BRUXISMO

El bruxismo que inicia en la infancia suele desaparecer entre los 9 a 12 años, por lo que normalmente no se requiere más tratamiento que la educación del paciente y la familia. El uso de protectores dentales, si bien no evita los episodios de movimiento, si puede prevenir daño mayor a las estructuras dentarias y mejora los síntomas en un 80 a 90%, incluyendo los sonidos rechinantes. La gran mayoría de los pacientes dañarán sus protectores y se requerirá remplazarlos periódicamente.

Las técnicas de relajación y control del estrés también pueden servir para manejo de los episodios agudos.

Las benzodiazepinas y otros medicamentos pueden usarse como manejo agudo en exacerbaciones, pero no son útiles a largo plazo.

Una parte esencial del tratamiento también es la buena higiene dental y el tratamiento de los daños dentarios que se hayan producido.

Enuresis nocturna

Consiste en episodios de micción involuntaria durante el sueño que ocurren más allá de la edad en que se espera haber logrado el control de estas emisiones. Se presenta en el 5 al 10% de la población infantil, constituyéndose en uno de los problemas del sueño más comunes en niños. Es también una causa importante de ansiedad, depresión y conflicto familiar.

? ¿QUÉ ES EL CONTROL DE LOS ESFÍNTERES?

Los lactantes menores, que pasan cerca del 60% de su tiempo durmiendo, presentan micción unas 20 veces al día y el 40% de las micciones ocurren durante el sueño.

A medida que el niño crece, su vejiga va aumentando de tamaño, por lo que disminuye el número de micciones. Este cambio se combina con un mejor control voluntario sobre los circuitos nerviosos de la micción. La mayoría de los niños aprenden a controlar esfínteres entre los 3 y 6 años, aunque una minoría no lo hará hasta los 12 años.

Después de los 5 años, la frecuencia de enuresis nocturna disminuye progresivamente hasta que solo del 1 al 3% de los adultos la presentan.

¿Cuál es la causa de la enuresis nocturna?

La enuresis nocturna puede ocurrir en cualquier momento de la noche y en cualquier estado de sueño, por lo que no se acepta el concepto antiguo de que la enuresis nocturna sea un trastorno del despertar.

Se presume que el origen de la enuresis nocturna es múltiple, influyendo factores genéticos, psicosociales, urológicos, hormonales y neurológicos, y el aporte de cada uno de estos puede variar entre los distintos pacientes, e incluso en un mismo paciente entre los distintos períodos de su vida. Los estudios familiares sugieren que hay un componente genético en la etiología de la enuresis nocturna, ya que el riesgo de sufrir la enfermedad es mayor si uno de los padres ha sido enurético, y aumenta aún más si los dos padres lo fueron.

La maduración de los pacientes enuréticos parece ser más lenta que la de los que no lo son. Esto ha llevado a que se postule que los pacientes se demoran en desarrollar la capacidad vesical funcional y el control voluntario sobre los circuitos neuronales de la micción.

La relación de los factores psicosociales con el origen de la enuresis nocturna es compleja. Las situaciones de estrés como separación de los padres o el nacimiento de un hermano pueden ser factores desencadenantes, especialmente de enuresis secundaria. Los antecedentes de abuso físico o sexual son más frecuentes en pacientes enuréticos que en quienes no lo son.

Otras causas de enuresis nocturna son el síndrome de apnea obstructiva del sueño y la diabetes.

¿CUÁL ES EL TRATAMIENTO DE LA ENURESIS NOCTURNA?

La mayoría de los pacientes eventualmente lograrán el control nocturno de esfínteres de forma espontánea. Sin embargo, la enfermedad es fuente de alteraciones en el desempeño social y de conflicto familiar, por lo que la mayoría de los casos requieren de algún tipo de tratamiento. Es fundamental la educación del paciente y de la familia respecto a la enfermedad. Es importante eliminar los castigos y procurar que toda la familia se convierta en un apoyo para el paciente.

Existen sistemas de alarma que son sensores que se colocan en la ropa interior o las sábanas y se activan en cuanto detectan humedad, lo que despierta al paciente antes de presentar micción completa. Los sistemas de alarma condicionan al paciente y hacen que se despierten antes de que la alarma suene.

Otro tratamiento es el uso de terapias de comportamiento sencillas como el uso de recompensas, ir al baño antes de acostarse, el despertar al niño en la noche para que orine, dejar que el niño limpie después de los episodios, restringir el consumo de líquidos en la noche, especialmente de los que contienen cafeína, usar el baño regularmente durante el día y una dieta baja en sodio y calcio. Estas terapias son sencillas, pero es importante que en la selección de las recompensas el niño participe para que realmente este motivado con el tratamiento. Dentro de las terapias se incluye el entrenamiento de retención vesical que busca aumentar la capacidad vesical, demorando las idas al baño.

¿CUÁL ES EL MANEJO DE LA ENURESIS NOCTURNA?

En cuanto al manejo farmacológico de la enfermedad, hay que decir que existen algunos recursos de este tipo para el manejo de la enuresis. Algunos medicamentos se utilizan para reducir la producción de orina en las noches. También se han utilizado antidepresivos y otros medicamentos que actúan disminuyendo las contracciones de la vejiga.

Desorden disociativo nocturno

Consiste en episodios de origen psicológico de disociación con la realidad, en los que el paciente ejecuta comportamientos complejos con amnesia posterior. Sus manifestaciones predominantes tienen que ver con la conciencia, la identidad o la percepción. Durante los episodios el paciente puede gritar, caminar o correr; se describen también comportamientos de automutilación, actos de violencia e intentos de suicidio. Estos episodios se presentan en pacientes jóvenes, especialmente mujeres, con trastornos de ansiedad u otras patologías psiquiátricas. La mayoría de los pacientes también tiene episodios disociativos durante el día. Es muy frecuente el

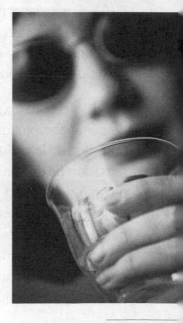

antecedente de abuso físico o sexual, aunque puede ser difícil de establecer.

El tratamiento debe dirigirse a la patología psiquiátrica de base, aunque se reportan muchos casos de pobre respuesta a la psicoterapia o a los fármacos.

Cefalea y sueño

Se han encontrado algunos tipos de dolor de cabeza (cefalea) relacionados con el sueño.

La "cefalea hípnica" ocurre en personas mayores de 65 años, quienes presentan despertares, a la misma hora en la noche, acompañados de dolor de cabeza que dura entre 30 a 60 minutos, asociados a nauseas pero sin síntomas autonómicos.

La "cefalea explosiva" se caracteriza por un despertar abrupto, que ocurre frecuentemente en la transición de la vigilia al sueño, y se caracteriza por la sensación de un sonido fuerte, como una explosión, o como si la cabeza se fuese a explotar. La mayoría de los casos se presentan al inicio del sueño, aunque hay descritos episodios relacionados con el sueño REM. Es más frecuente en mujeres y la edad de inicio promedio es 58 años. En general es una condición benigna que no requiere tratamiento específico.

En algunos casos, la "cefalea en racimos" o de Horton, la hemicrania paroxística crónica y la migraña, se relacionan con el sueño REM. Esto explica el empeoramiento de estos tipos de cefalea al descontinuar medicaciones que suprimen el sueño REM.

En algunos sujetos el síndrome de apnea obstructiva del sueño puede desencadenar episodios de cefalea tipo Horton, que responden al tratamiento con CPAP.

Síndrome de deglución anormal

Consiste en episodios de aspiración, tos, atragantamiento y breves despertares debido a deglución anormal de la saliva durante el sueño. Estas personas suelen consultar al médico por insomnio o por una sensación de asfixia durante el sueño.

En el estudio de polisomnograma no se documentan episodios de apnea obstructiva pero se observan episodios de tos o de sonidos gorjeantes por el estancamiento de la saliva en la hipofaringe. Esta acumulación de líquido causa un despertar breve que interfiere con el sueño del paciente.

Este es un desorden relativamente raro y su origen se desconoce. Entre los factores propuestos para explicar la predisposición a desarrollar este desorden se incluyen una producción excesiva de saliva, dificultad en la motilidad de los músculos faríngeos o anormalidades estructurales de la vía aérea superior.

No hay recomendaciones respecto al tratamiento, aunque teóricamente algunos medicamentos antidepresivos podrían ser útiles al disminuir la producción de saliva.

Síndrome de muerte súbita nocturna inexplicable

Esta enfermedad ocurre principalmente en personas jóvenes de origen asiático. Curiosamente, el emigrar del país de origen es un factor de riesgo para el síndrome, ya que la incidencia se dispara durante los primeros dos años después de entrar a un nuevo país.

Los pacientes suelen ser encontrados muertos en la mañana y unos pocos pueden haber tenido episodios similares a terrores nocturnos las semanas anteriores. En los pocos casos en que se ha observado el episodio, los pacientes han presentado gemidos, gritos, inquietud, diaforesis, actividad motora violenta, respiración forzada o ahogamiento inmediatamente antes de la muerte.

Desorden alimenticio nocturno

Esta patología se caracteriza por tener rasgos tanto de un desorden alimenticio como de un trastorno del sueño. Se presenta en personas con despertares en la noche quienes no pueden volver a conciliar el sueño a menos que ingieran algún tipo de alimento.

Los despertares pueden presentarse varias veces en la noche, y en una proporción importante de ellos, estas comidas adicionales pueden llevar a la obesidad. En este grupo de pacientes hay una alta frecuencia de trastornos psiquiátricos (depresión, ansiedad, trastornos de personalidad), de otros desórdenes alimenticios (anorexia, bulimia) y también de patologías primarias del sueño como el SAHOS y el síndrome de movimientos periódico de las piernas.

El tratamiento está dirigido a corregir la causa subyacente.

Glosario

Actividad onírica
    Actividad relacionada con la capacidad de soñar o de tener ensueños.

Agonistas de los receptores benzodiazepinicos no-BZD
    Medicamentos con estructuras diferentes a las benzodiazepinas pero con mecanismos de acción similares.

Alucinaciones hipnogógicas
    (*Hipno*: sueño, *agogos*: inducido) Sensación de ver imágenes recurrentes al momento de conciliar el sueño

Alucinaciones hipnopómpicas
(*Pompe*: acto de enviar) Sensación de ver imágenes recurrentes al despertar

Anticonvulsivantes
Medicamentos utilizados para el tratamiento de las convulsiones presentadas en la epilepsia y otras enfermedades convulsivas.

Antidepresivos
Medicamentos utilizados para el tratamiento farmacológico de la depresión.

Antihistamínicos
Medicamentos que habitualmente son utilizados para el tratamiento farmacológico de enfermedades de tipo alérgico. Uno de los efectos colaterales de algunos de estos medicamentos es la sedación.

Antiinflamatorios no esteroideos
Medicamentos utilizados para el tratamiento del dolor y de la inflamación, que no son de origen hormonal.

Antipsicóticos
Medicamentos utilizados en el tratamiento de algunas enfermedades psiquiatricas conocidas como psicosis.

Atonía muscular
Falta de tono muscular.

Apnea
Ausencia de respiración o ventilación.

Arritmias cardiacas
Situaciones en las que se presentan alteraciones del ritmo normal del corazón. Se pueden dar por aumento o por disminución de la frecuencia cardiaca.

Axones
Prolongaciones de las neuronas de las cuales están constituidos los nervios.

Benzodiazepinas
Medicamentos que tienen acciones sedantes y también actúan sobre la memoria y las funciones cognitivas.

Biofeedback
Método utilizado en relajación asistida por información visual o auditiva que indica al paciente si se ha obtenido la relajación muscular adecuada.

Bradicardia
Disminución de la frecuencia cardiaca.

Bruxismo

Fenómeno caracterizado por movimientos estereotipados, rítmicos y sostenidos de los músculos de la masticación que se acompañan de un ruido rechinante producido por el roce de las piezas dentarias.

Bucofaringe u orofaringe

Porción de la faringe ubicada por detrás de la boca.

Cataplexia

Pérdida súbita y transitoria de la fuerza y del tono muscular, que usualmente se presenta como respuesta a un estímulo emocional.

Cefalea o cefalalgia

Término utilizado en medicina para designar el dolor de cabeza.

Cefalea en racimos

Enfermedad en la que se presentan crisis repetitivas de dolor de cabeza muy fuerte que es descrito como "insoportable".

Cefalea explosiva

Cefalea que se caracteriza por un despertar abrupto, que ocurre frecuentemente en la transición de la vigilia al sueño, y se caracteriza por la sensación de un sonido fuerte, como una explosión, o como si la cabeza se fuese a explotar.

Cefalea hípnica

Cefalea que dura entre 30 a 60 minutos, asociada a nauseas, que lleva a despertarse a la misma hora en la noche.

Coanas

Aberturas posteriores de las fosas nasales.

Control de los esfínteres

Control voluntario sobre los circuitos nerviosos que controlan y regulan la micción.

Cognitivo

Relacionado con el conocimiento, la comprensión y el razonamiento.

Conciencia

Estado de conocimiento e interrelación de un sujeto consigo mismo y con el medio.

Cornetes

Pequeñas láminas óseas enrolladas sobre sí mismas, ubicadas en las paredes laterales de las fosas nasales.

Deglución
Acción de deglutir o tragar sustancias. Paso de sustancias de la boca hacia el esófago.

Diaforesis
Sudoración excesiva.

Dispositivo de presión de aérea positiva continua
Dispositivo utilizado para el manejo de los trastornos respiratorios durante el sueño y que administra oxígeno a presión positiva continua.

Electroencefalograma
Examen en el que se registra en un papel la actividad eléctrica del cerebro.

Electrodos
Polo o pieza terminal de una pila o un aparato eléctrico.

Electromiograma
Examen en el que se registra en un papel la actividad muscular.

Electrooculagrama
Examen en el que se registran en un papel los movimientos oculares.

Encéfalo

Porción del sistema nervioso central que se encuentra dentro de la cavidad del cráneo en la cabeza.

Enfermedades cerebrovasculares

Urgencias médicas que se caracterizan porque una zona del encéfalo queda sin riego sanguíneo. Pueden ser de tipo hemorrágico, por la ruptura de un vaso sanguíneo, o trombótico, cuando hay obstrucción de una arteria.

Enuresis nocturna

Episodios de micción involuntaria durante el sueño que ocurren más allá de la edad en que se espera haber logrado el control nocturno de la micción.

Epiglotis

Cartílago que se encuentra por encima de la glotis y que la obstruye en el momento de la deglución.

Esfínter

Músculo en forma de anillo que cierra un orificio natural.

Estado de coma

Estado en el que hay pérdida de respuesta a los estímulos externos o las necesidades internas de cuerpo.

Estupor

Estado de inconciencia parcial con ausencia de movimientos y reacción a estímulos.

Eutermia

Temperatura normal del cuerpo.

Faringe

Conducto membranoso y muscular ubicado por detrás de las fosas nasales y la boca.

Farmacoterapia

Tratamiento de las enfermedades con medicamentos o fármacos.

Flujo sanguíneo cerebral

Cantidad de sangre que circula en el cerebro.

Glotis

Abertura o espacio ubicado en la laringe y que comunica con la vía respiratoria. Es obstruida por la epiglotis en el momento de la deglución.

Hiperalertamiento

Estado de excesiva alerta.

Hipercapnia

Aumento de la cantidad de CO_2 en la sangre.

Hiperfagia

Hambre excesiva que se combate con un gran consumo de alimentos.

Hipersomnio

Somnolencia diurna excesiva.

Hipotiroidismo

Enfermedad caracterizada por una función disminuida de la glándula tiroides.

Hipopnea

Disminución de la respiración aunque no en la cantidad de respiraciones en un determinado periodo de tiempo, sino más bien disminución de la "profundidad" de las respiraciones.

Hipotermia

Disminución de la temperatura general del cuerpo.

Hipoxia

Disminución de la cantidad de oxígeno (O_2) en la sangre.

Hormonas

Sustancia producida por una glándula endocrina que viaja a través del torrente sanguíneo, hasta otro órgano o tejido para controlar su función.

Idiopático

Fenómeno del cual no se conoce su origen.

Insomnio

Inhabilidad para obtener sueño adecuado.

Laringofaringe

Se le conoce también por hipofaringe. Porción más baja de la faringe, ubicada en relación con la laringe.

Medula espinal

Porción del sistema nervioso central ubicada en el interior del conducto raquídeo o de la columna vertebral.

Medicamentos hipnóticos

Medicamentos inductores del sueño.

Melatonina

Hormona producida por la glándula pineal.

Músculos extrínsecos del ojo

Músculos que se encuentran en el exterior del ojo, responsables de su movimiento.

Nasofaringe

Porción de la faringe ubicada por detrás de las fosas nasales.

Neurona

Célula esencial que constituye la mayor parte de los tejidos del sistema nervioso.

Neurotransmisores

Sustancias que facilitan la transmisión del impulso nervioso.

NREM (No Rapid Eye Movements)

Periodos del sueño en los que no se presentan movimientos oculares rápidos.

Parasomnios

Trastornos del sueño en los que se presentan fenómenos físicos o mentales, no deseados.

Paro sinusal

Detención de los movimientos cardiacos. Puede ser transitorio o definitivo, caso en el cual lleva a la muerte.

Pesadillas

Sueños vívidos y terroríficos que usualmente despiertan a la persona a partir del sueño REM.

Puente

También llamada protuberancia. Porción del encéfalo ubicada entre el mesencéfalo y el bulbo raquídeo.

Pilares del velo del paladar

Pliegues laterales a cada lado del velo del paladar. Son uno anterior y otro posterior que entre ellos dejan un espacio llamado fosa amigdalina, en donde se encuentran las amígdalas.

Polisomnografía

Registro simultáneo de diferentes variables fisiológicas durante toda la noche.

REM (Rapid Eye Movements)

Períodos de movilidad ocular repetidos que ocurren durante el sueño.

Receptores

Conjunto de moléculas ubicadas en lugares determinados de las células, a los cuales se pueden unir sustancias como, por ejemplo, hormonas para producir algún efecto específico.

Senos paranasales

Cavidades ubicadas a lado y lado de las fosas nasales, en el interior de los huesos circundantes, que producen moco y calientan el aire inspirado.

Síntoma

Manifestaciones o signos de alguna o algunas enfermedades en el cuerpo.

Sistema endocrino

Sistema corporal constituido por las glándulas de secreción interna o endocrinas interrelacionadas entre sí y sus productos u hormonas.

Sistema nervioso autónomo

División funcional del sistema nervioso central que genera y transmite impulsos nerviosos autónomos, es decir que tienen "independencia" funcional y que controlan muchas funciones de los vasos sanguíneos, las vísceras, las glándulas, etcétera.

Sistema nervioso central

Porción del sistema nervioso en el que se encuentra la mayor parte de las neuronas y está constituido por el encéfalo y la medula espinal.

Sistema nervioso periférico

Porción del sistema nervioso que está constituido por los nervios, algunos del encéfalo (craneales) y otros de la medula espinal (raquídeos) y los ganglios nerviosos de los nervios.

Somniloquio

Vocalización, generalmente ininteligible.

Somnolencia

Estado fisiológico determinado por la necesidad de dormir.

Sueño bihemisférico

Sueño que se da en las dos mitades del cerebro.

Sueño fragmentado

Sueño discontinuo.

Sueño unihemisférico

Estado en el que un hemisferio (es decir la mitad) del cerebro muestra actividad de sueño, mientras que el otro mantiene actividades de vigilia.

Taquicardia

Aumento de la frecuencia cardiaca.

Terapia cognitiva

Tipo de terapia que pretende reestructurar los pensamientos y las creencias negativas que se tienen sobre algún tema, como por ejemplo, en el caso del insomnio, la ansiedad por conciliar el sueño.

Terapia de comportamiento

Terapia que tiene que ver con indicaciones que deben llevar a un cambio en el comportamiento del individuo y en sus hábitos de sueño.

Terapia estímulo-control

Técnica mediante la cual se entrena al paciente para que consiga asociar de nuevo la cama y la alcoba con un lugar donde el sueño se inicia rápidamente.

Tono muscular

Estado normal de excitabilidad muscular producido por el sistema nervioso, que mantiene a los músculos con un grado leve de contracción, en lo que claramente podría definirse como un estado intermedio entre la contracción y la relajación.

Traqueostomía

Cirugía que consiste en la apertura de una comunicación de la luz de la traquea con el exterior.

Tronco cerebral

Porción del encéfalo constituida por el mesencéfalo, el puente o protuberancia y el bulbo raquídeo o medula oblonga.

Úvula

También llamada campanilla. Es la porción central, colgante, del velo del paladar.

Uvulopalatofaringoplastia

Cirugía que consiste en cortar una porción del velo del paladar y la úvula, de parte de la pared faríngea lateral, y la extracción de las amígdalas.

Velo del paladar

Porción blanda del paladar.

Vigilia

Estado de alerta o de estar despierto.

Bibliografía

ESCUDERO, B.; SÁNCHEZ, J. M.; BORRÁS, S. X.; SERRAT, J., *Estructura y función del cuerpo humano,* Mcgraw–Hill / Interamericana de España S.A., Madrid, 1997.

O'RAHILLY, R., *Anatomía de Gardner,* quinta edición, Mcgraw–Hill / Interamericana, México, 1989.

OSUNA, Edgar, *El paciente con hipersomnio,* Laboratorios Sanofi–Synthelabo, tresgatosdiseñadores, Bogotá, 2003.

_____ , *El paciente con insomnio,* Laboratorios Sanofi–Synthelabo, tresgatosdiseñadores, Bogotá, 2004.

_____ , *El sueño normal,* Laboratorios Sanofi–Synthelabo, tresgatosdiseñadores, Bogotá, 2003.

OSUNA, E.; MAYOR, L.; PATIÑO, G., *Los parasomnios,* Laboratorios Sanofi–Synthelabo, tresgatosdiseñadores, Bogotá, 2004

Van de Graaff, K.; Ward, R., *Anatomía y fisiología humanas,* segunda edición, Mcgraw–Hill / Interamericana, México, 1999.

VV. AA., *Diccionario terminológico de ciencias médicas,* undécima edición, Salvat Editores S.A., Barcelona, 1981.

Algunas paginas web sobre el tema

www.abcmedicus.com/articulo/ pacientes/id/65/pagina/1/insomnio

insomnio.webcindario.com

www.rems.com.ar

personal.redestb.es/eros/faq

personal.redestb.es/eros/suenyo

www.psicologoinfantil.com/trassleep

neurologia.rediris.es/neurologia/l-sueno.html

www.tuotromedico.com/temas/apnea_del_sueno.htm

www.noah-health.org/es/sleep/what

Direcciones electrónicas de los autores

edosunas@unal.edu.co

cafloridoc@gmail.com